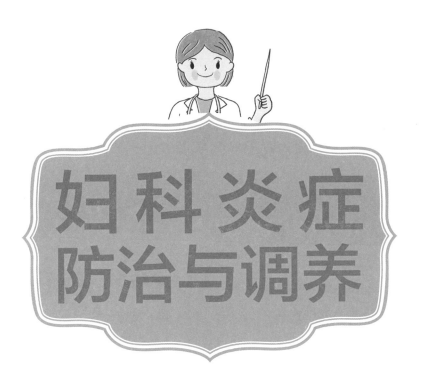

# 妇科炎症
## 防治与调养

陈升平　白极　编著

U0206727

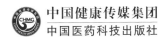

中国健康传媒集团

中国医药科技出版社

图书在版编目（CIP）数据

妇科炎症防治与调养 / 陈升平, 白极编著. — 北京:中国医药科技出版社, 2017.4
ISBN 978-7-5067-9073-4

Ⅰ.①妇…　Ⅱ.①陈…②白…　Ⅲ.①妇科病－炎症－防治　Ⅳ.①R711.3

中国版本图书馆CIP数据核字(2017)第027517号

# 妇科炎症防治与调养

美术编辑　陈君杞
版式设计　大隐设计

| | |
|---|---|
| 出版 | 中国健康传媒集团 \| 中国医药科技出版社 |
| 地址 | 北京市海淀区文慧园北路甲 22 号 |
| 邮编 | 100082 |
| 电话 | 发行：010-62227427　邮购：010-62236938 |
| 网址 | www.cmstp.com |
| 规格 | 710×1000mm $^{1}/_{16}$ |
| 印张 | 10 |
| 字数 | 126 千字 |
| 版次 | 2017 年 4 月第 1 版 |
| 印次 | 2023 年 11 月第 5 次印刷 |
| 印刷 | 北京市密东印刷有限公司 |
| 经销 | 全国各地新华书店 |
| 书号 | ISBN 978-7-5067-9073-4 |
| 定价 | 29.80 元 |

获取新书信息、投稿、
为图书纠错，请扫码
联系我们。

# 内容提要

　　妇科炎症是女性的常见病、多发病，常常会严重影响女性的健康质量。本书从认清妇科炎症入手，分别介绍了临床上最为常见的外阴炎、阴道炎、宫颈炎、盆腔炎和病毒感染的病因、症状、需要做的检查、相应的治疗方法，和预防调养措施。本书作者具有资深的专业背景和丰富的临床经验，行文中力求用最通俗的语言来讲解，并提供最有效且最简便的防治方法。希望本书能为女性朋友提供更专业、更全面、更贴心的健康指导。

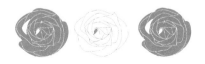

# 目录

## 第一章　认清妇科炎症

## 第二章　外阴炎

## 非特异性外阴炎

## 前庭大腺脓肿

# 第三章　阴道炎

## 婴幼儿阴道炎

## 老年性阴道炎

## 滴虫性阴道炎

## 外阴阴道假丝酵母菌病

## 第四章　宫颈炎

### 急性宫颈炎

### 慢性宫颈炎

## 第五章　盆腔炎

## 第六章  病毒感染

## 第七章 特别叮咛

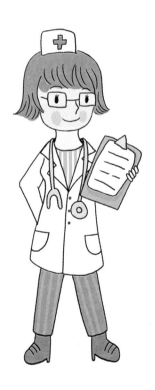

# 1 第一章 认清妇科炎症

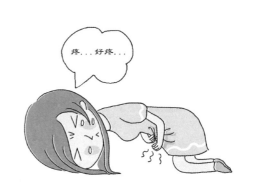

## 妇科炎症的概念

妇科炎症是女性的常见疾病，主要是指女性生殖器官的炎症，包括外阴、前庭大腺、阴道、宫颈、子宫体、输卵管、卵巢、盆腔受到各种病菌侵袭感染后发生的炎症。

妇科炎症以出现外阴瘙痒、灼热、肿痛，阴道充血，白带豆渣样、量多，性交疼痛，尿频、尿急，下腹坠胀的症状为最常见。

## 最常见的妇科炎症有哪些

妇科炎症主要有：外阴炎、阴道炎、宫颈炎、盆腔炎等。

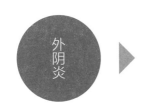

外阴炎是由于病原体侵犯或受到各种不良刺激引起的外阴发炎，可独立存在，更多时与阴道炎、泌尿系疾病、肛门直肠疾病或全身性疾病并发，或为某些外阴疾病病变过程中的表现之一，临床表现为外阴皮肤瘙痒、疼痛、烧灼感甚至肿胀、红疹、糜烂、溃疡。妇女常见的外阴炎主要有：非特异性外阴炎、霉菌性外阴炎、婴幼儿外阴炎、前庭大腺炎、急性外阴溃疡和性病。

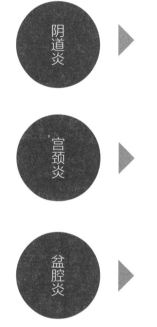

**阴道炎**　是最常见的一类妇科疾病。常表现为外阴瘙痒、局部糜烂、阴道分泌物增多，伴有尿频、尿痛等症状。如果治疗不彻底，会造成反复发作或久治不愈。

**宫颈炎**　也是妇科常见的疾病之一，它可发生在任何年龄的女性。主要表现为宫颈充血、水肿，严重时继发为宫颈糜烂，常伴有阴道分泌物的改变、尿急、尿频、小腹疼痛等。

**盆腔炎**　是妇科常见病、多发病之一。常表现为高热、寒战、下腹痛、白带增多、有异味等不适，因组织解剖结构的关系，是细菌易守、药物难攻的地方。

因为女性生理结构的特点，尿道较短，尿道口与阴道口位置邻近，如发生炎症，容易互相影响。尿道炎是女性常见的泌尿生殖系统感染之一，主要分为单纯细菌性尿道炎和非淋菌性尿道炎。常表现为尿频、尿急、尿痛等症状，疼痛呈烧灼感，排尿时加重，甚至发生尿道痉挛。

在已婚女性中，妇科炎症的发病率高达90%以上。妇科炎症如果不及时治疗，女性朋友不仅会出现腰膝酸软、烦躁易怒的表现，并可因此影响性生活质量而导致夫妻感情不和，甚至会由于反复感染刺激引起宫颈癌变。

## 外阴炎

外阴炎常见症状为外阴皮肤瘙痒，烧灼感和疼痛，在活动、性交和排尿后加重。急性期红肿、充血、有抓痕；慢性炎症会出现痛痒、外阴开裂、苔藓化的表现。有些患者的小阴唇内侧还会有肿胀、充血、糜烂和成片湿疹。

妇女常见的外阴炎主要有以下几种：

● 非特异性外阴炎：生活中因为不注意卫生，或者身体虚弱，均能使妇女外阴部被细菌侵扰，引起外阴炎。但由于这种外阴炎不是由特异的病原体引起的，而多为葡萄球菌、链球菌、大肠杆菌等混合感染，故称非特异性外阴炎。

● 霉菌性外阴炎：由一种类酵母菌感染而引起的外阴炎，常与霉菌性阴道炎并存。

● 婴幼儿外阴炎：新生儿出生 15 天后，阴道内即有各种杂菌生长，另外，由于婴幼儿外生殖器官发育不成熟，抵抗细菌感染的能力差，加之其外阴易被尿液及粪便污染，小孩又爱随地乱坐，这些原因都可以引起婴幼儿外阴炎。

● 前庭大腺炎：多见于育龄妇女。是因为前庭大腺被葡萄球菌、链球菌、大肠杆菌等细菌感染所致，多引起急性炎症。

● 急性外阴溃疡：多由各种原因的外阴炎引起，一般是外阴炎病变过程中的一种表现。

● 性病：在外阴尖锐湿疣、软下疳、生殖器疱疹、淋病等性病的发病过程中，外阴多会出现炎症表现。

## 阴道炎

阴道炎是由于病原微生物（包括淋病双球菌、霉菌、滴虫等微生物）感染而引起的阴道炎症。阴道炎根据年龄和感染源的不同，可分为老年性阴道炎、滴虫性阴道炎、霉菌性阴道炎、淋球菌性阴道炎、阿米巴性阴道炎、阴道嗜血杆菌性阴道炎、婴幼儿阴道炎、气肿性阴道炎和非特异性阴道炎、细菌性阴道炎。

## 宫颈炎

子宫颈是阻止病原微生物进入子宫、输卵管以及卵巢的一道重要防线，因此子宫颈易受到各种致病因素的侵袭而发生子宫颈炎。

宫颈炎有急性和慢性两种，其中慢性宫颈炎是最常见的一种。多因分娩、流产、手术损伤，或局部被长期刺激感染细菌所致。主要症状是白带增多。

● 急性宫颈炎：白带增多，呈脓性，伴腰痛，下腹不适，有尿频、尿急、尿痛等膀胱刺激征。主要表现为宫颈充血、水肿，有触痛。

● 慢性宫颈炎：白带多，乳白色或淡黄色，呈脓性，或白带中夹有血丝，常有性交出血，伴外阴瘙痒，腰骶部疼痛，经期加重。

● 宫颈糜烂：这是最常见的一种慢性宫颈炎。表现为宫颈糜烂、肥大或有息肉。正常子宫颈表面被一层鳞状上皮所覆盖，表面光滑，呈粉红色。上皮的剥脱面逐渐被子宫颈管的柱状上皮所覆盖，而柱状上皮很薄，可以透见下方的血管及红色间质，所以表面发红，这就是宫颈糜烂。

表现：白带增多，呈乳白黏液状，或淡黄色脓性，伴有息肉形成血性白带，性交出血。当炎症扩散到盆腔时，可有腰骶部疼痛。食少神疲，面色少华，根据糜烂面积大小，可分为轻度、中度和重度三种。

危害：引发阴道粘连，阴道积脓或宫腔积脓。

## 盆腔炎

指女性上生殖道（子宫、输卵管、卵巢）及其周围组织的炎症，主要包括子宫内膜炎、输卵管炎、输卵管卵巢炎和盆腔腹膜炎。炎症可局限于一个部位，也可同时累及几个部位，最常见的是输卵管炎、输卵管卵巢炎。

● 子宫内膜炎：是子宫内膜的炎症。按照病程的长短，可以分为急性子宫内膜炎和慢性子宫内膜炎两种。发生子宫内膜炎之后，整个宫腔常常发生水肿、渗出，急性期还会导致全身症状，出现发热、寒战、白细胞增高、下腹痛、白带增多或子宫有触痛。慢性者表现也基本相同，也可有月经过多及下腹痛的表现。

● 附件炎：女性内生殖器官中，输卵管、卵巢统称为子宫附件。因此，输卵管和卵巢的炎症就被称为附件炎。

● 盆腔炎：多发生在性活跃期、有月经的妇女，初潮前、绝经后或未婚者很少发生盆腔炎。若发生盆腔炎也往往是由于邻近器官炎症的扩散而引起。按其发病过程和临床表现可分为急性与慢性两种。同时伴有需氧菌和厌氧菌的感染。

# 妇科炎症带来的尴尬

妇科炎症会让女性在生活中遭遇尴尬和烦恼。

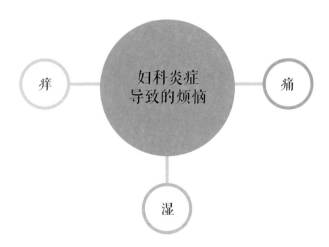

## 尴尬一
## 阴道炎——痒

外阴瘙痒，让遭受其苦的女性朋友坐立难安。有时痒得厉害，总情不自禁想用手去挠，但又要考虑"形象"问题，故总是做出种种不雅的动作，解决难忍之"痒"，给工作和学习带来很多不便，又难以启齿。

解析：外阴异常瘙痒，时有灼痛感，阴道分泌物增多，并且伴有些许异味，这些是阴道炎的典型症状。阴道炎是女性生殖系统的常见疾病之一，在发病的过程中伴有阴道黏膜的损伤及自洁系统的破坏。较为常见的包括：滴虫性阴道炎、老年性阴道炎及幼女性阴道炎。

> 应对：为了更好地观察阴道病变，可以利用电子阴道镜。在明确诊断阴道疾病的同时，结合微波、光谱等高新技术，利用其产生的热效应杀灭炎性物质，并运用中药离子雾化和深部灌洗，将药物作用于患处。

## 尴尬二
## 宫颈炎——湿

白带增多，会使女性有非常不适的感觉。过多的白带会让女性觉得下体湿湿的，感觉不自在。更有甚者，多到溢在裤子或裙子上的程度，即使用了护垫也不管用，衣服上的斑斑点点给女性造成很大的心理障碍，自信心也随之消失。

解析：任何年龄的女性都可能患上宫颈炎，临床上以慢性宫颈炎多见。主要表现为白带多，呈乳色，有黏液或脓性黏液，有时可夹有血丝，伴外阴分泌物刺激引起瘙痒、腰骶部疼痛、下腹坠胀等。

应对：治疗宫颈炎应根据病理表现的不同，或者是宫颈糜烂程度的不同，选择不同的方法进行针对性治疗。如采用微波作用于人体产生热效应，使组织凝固，以改善血液循环，促进炎症消除。采用射频消融术治疗，利用射频作用于病变组织，使病变组织发生凝固、变性坏死或消融。治疗中还可以采用激光、冷冻治疗，通过物理的、生化的、生理的中间过程改善血液循环和物质能量代谢。

## 尴尬三
## 盆腔炎——痛

盆腔炎带来的疼痛会让女性在每个月的那几天里像失去光泽的花朵一样暗淡无光。小腹疼痛严重的时候，甚至不能进行正常的工作和学习。

解析：白带增多、发烧、下腹痛，有时感觉恶心，全身乏力，这些都是盆腔炎的典型症状。盆腔炎是妇科常见病，急性的可导致败血症、感染性休克等严重后果，迁延不愈的话可导致慢性盆腔炎而容易引起不孕等后果。

应对：针对盆腔特有的细菌易攻，药物难防的特点，采用中西医相结合，药物治疗与物理治疗相结合，全身用药与局部治疗相结合的方法，在常规治疗的同时，运用高新物理疗法，杀死病原体及炎性细胞，同时可调节、增强人体免疫力。并有针对性地使用中药方剂，将"洗、敷、灌、服"有机地结合在一起，使病症及身心健康得到调治。

# 妇科炎症是常见病

"做女人真好"，但是做女人也有做女人的烦恼。由于生理与解剖结构的特殊性，使女性娇嫩的生殖系统成为一生中惹是生非的"多事"地带，也是许多全身性疾病的"发源地"。

女人如花，拥有花蕊般的鲜美娇嫩，也如同花朵般脆弱。花朵是需要精心养护的，根基健康，花才能开得鲜艳动人。梅雨季节的潮湿、夏天的闷热都极易造成女性妇科炎症如外阴炎、阴道炎、宫颈炎、盆腔炎等的发生，让娇美的花朵萎靡不振。

据世界卫生组织的统计公布：90%以上的妇女不同程度的患有妇科疾病，而以外阴炎、阴道炎占首位，更有超过40%的女性，遭受炎症反复发作的折磨；也就是说每三个妇女就有两个患妇科病，每两个妇女就有一个患生殖道感染。

全世界约87%的成年女性不同程度地感染过妇科炎症，临床常见的妇科炎症有阴道炎、宫颈炎、盆腔炎、子宫内膜炎等，不管是哪一种，往往都会经久不愈，影响生活质量，严重的甚至会导致不孕、诱发肿瘤。

大家都还记得，明星梅艳芳和李媛媛就因为宫颈癌不幸辞世。大量科学数据及典型病例显示，妇科炎症导致的严重后果并不是危言耸听，因此，积极预防和治疗妇科炎症是所有成年女性自我保健的重要措施。

大多数患者经过局部用药治疗后，症状会很快改善或消失，但这并不说明炎症已痊愈，而是病原体暂时受到了抑制。患者千万不要就此停药，而是应该遵照医生嘱咐，完成治疗疗程。如果患者遇到月经期可以暂停用药，然后在月经干净后到医院做妇科检查和阴道分泌物的显微镜检查，检查结果是阴性者属于近期痊愈，如果需要，还要继续治疗。只有连续三个月妇科检查及阴道分泌物显微镜检查均无异常，才算完全治愈。

有些患者不遵守用药规则，症状稍有好转即擅自停药，不久症状又出现，就再用药治疗一段时间，症状一消失又停止用药。如此用用停停，会使病原体产生耐药性，影响药物疗效，导致炎症反复发作，久治不愈，给患者生活上带来不便，还会产生精神压力。

要想彻底治愈妇科炎症，一方面医师应该详细说明用药方法及治愈标准，另一方面患者要坚持治疗，定期复查，不要怕麻烦。

希望大家都能做美丽的"无炎"女人。

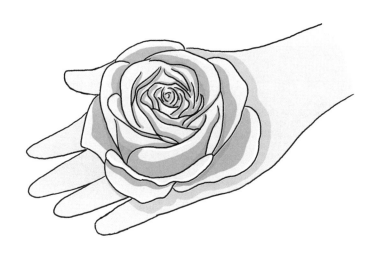

# 女性外生殖器是如何构成的

女性生殖系统分为外生殖器和内生殖器。女性外生殖器又称外阴，指生殖器官的外露部分，包括两股内侧从耻骨联合到会阴之间的组织。

## 阴阜

耻骨联合前方的皮肤隆起，皮下富有脂肪。青春期该部皮肤开始生长阴毛，分布呈尖端向下的三角形。阴毛的密度和色泽存在种族和个体差异。

## 大阴唇

邻近两股内侧的一对纵长隆起的皮肤皱襞，起自阴阜，止于会阴。两侧大阴唇前端为子宫圆韧带终点，后端在会阴体前相融合，分别形成阴唇的前、后联合。大阴唇外侧面与皮肤相同，内有皮脂腺和汗腺，青春期长出阴毛；其内侧面皮肤湿润似黏膜。大阴唇皮下脂肪层含有丰富的血管、淋巴管和神经，受伤后易出血形成血肿。两侧大阴唇，未婚妇女自然合拢；经产妇由于受分娩的影响向两侧分开；绝经后由于激素水平低呈萎缩状，阴毛稀少。

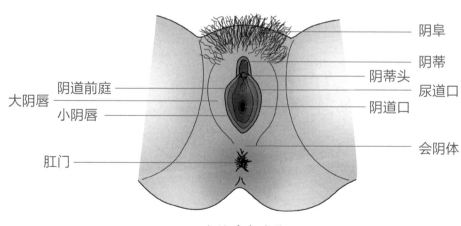

女性外生殖器

## 小阴唇

位于大阴唇内侧的一对薄皱襞。表面湿润、色褐、无毛，富含神经末梢，故非常敏感。两侧小阴唇在前端相互融合，并分为前后两叶包绕阴蒂，前叶形成阴蒂包皮，后叶形成阴蒂系带。小阴唇后端与大阴唇后端相会合，在正中线形成阴唇系带。

## 阴蒂

位于两侧小阴唇顶端的联合处，系与男性阴茎相似的海绵体组织，具有勃起性。它分为三部分，前端为阴蒂头，显露于外阴，富含神经末梢，极敏感；中为阴蒂体；后为两个阴蒂脚，附着于两侧耻骨支。

## 阴道前庭

两侧小阴唇之间的菱形区。其前为阴蒂，后为阴唇系带。在此区域内，前方有尿道外口，后方有阴道口，阴道口与阴唇系带之间有一浅窝，呈舟状窝（又称阴道前庭窝），经产妇因受分娩影响，此窝不复见。在此区域内尚有以下各部：

### 1. 前庭球

又称球海绵体，位于前庭两侧，由具有勃起性的静脉丛构成，其前部与阴蒂相接，后部与前庭大腺相邻，表面被球海绵体肌覆盖。

### 2. 前庭大腺

又称巴氏腺，位于大阴唇后部，被球海绵体肌覆盖，如黄豆大，左右各一。腺管细长（1～2cm），向内侧开口于前庭后方小阴唇与处女膜之间的沟内。性兴奋时分泌黏液起润滑作用。正常情况下不能触及此腺。若因腺管口闭塞，可形成囊肿或脓肿，则能看到或触及。

### 3. 尿道口

位于阴蒂头后下方的前庭前部，略呈圆形。其后壁上有一对并列腺体称为尿道旁腺，其分泌物有润滑尿道口的作用。此腺常有细菌潜伏。

### 4. 阴道口及处女膜

阴道口位于尿道口后方的前庭后部。其周缘覆有一层较薄的黏膜，称为处女膜。膜的两面均为鳞状上皮所覆盖，其间含有结缔组织、血管与神经末梢，有一孔，多在中央，孔的形状、大小及膜的厚薄因人而异。处女膜可在初次性交或剧烈运动时破裂，分娩时进一步破裂，产后仅留有处女膜痕。

# 女性内生殖器是如何构成的

女性内生殖器包括阴道、子宫、输卵管及卵巢，后两者合称子宫附件。

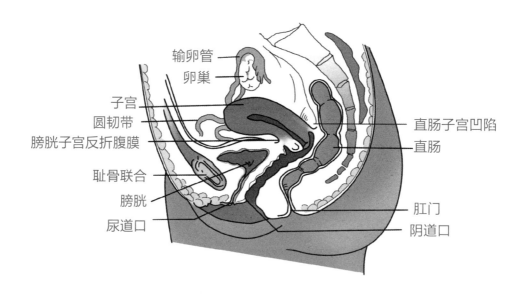

断面观

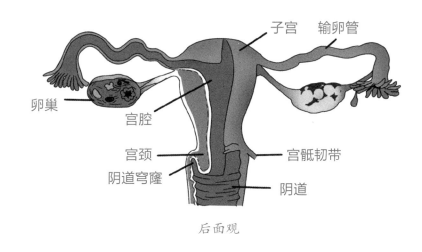

后面观

## 阴道

为性交器官，也是月经血排出及胎儿娩出的通道。

### 1. 位置和形态

位于真骨盆下部中央，呈上宽下窄的管道，前壁长 7 ~ 9cm，与膀胱和尿道相邻；后壁长 10 ~ 12cm，与直肠贴近。上端包绕宫颈，下端开口于阴道前庭后部。环绕宫颈周围的部分称阴道穹窿。按其位置分前、后、左、右 4 部分，其中后穹窿最深，与盆腔最低部位的直肠子宫陷凹紧密相邻，临床上可经此处穿刺或引流。

### 2. 组织结构

阴道壁由黏膜、肌层和纤维组织膜构成，有很多横纹皱襞，故有较大伸展性。阴道黏膜呈淡红色，由复层鳞状上皮细胞覆盖，有渗出物，无腺体，受激素影响有周期性变化。阴道肌层由外纵及内环形的两层平滑肌构成，肌层外覆纤维组织膜，其弹力纤维成分多于平滑肌纤维。阴道壁富有静脉丛，损伤后易出血或形成血肿。

## 子宫

从青春期到更年期，子宫内膜受卵巢激素的影响，有周期性改变并产生月经。

性交时，子宫为精子到达输卵管的通道；孕期为胎儿发育、成长的所在；分娩时，子宫收缩使胎儿及其附属物娩出。

### 1. 形态

子宫是有腔的肌性器官，呈前后略扁的倒置梨形，重约 50g，长 7 ~ 8cm，宽 4 ~ 5cm，厚 2 ~ 3cm，宫腔容量约 5mL。子宫上部较宽称宫体，其上端隆突部分称宫底，宫底两侧为宫角，与输卵管相通。子宫下部较窄呈圆柱状称宫颈。宫体与宫颈的比例因年龄而异，婴儿期为 1:2，成年妇女为 2:1，老人为 1:1。

宫腔为上宽下窄的三角形，两侧通输卵管，尖端朝下通宫颈管。在宫体与宫颈之间形成最狭窄的部分称子宫峡部，在非孕期长约 1cm，其上端因解剖上较狭窄，称解剖学内口；其下端因黏膜组织在此处由宫腔内膜转变为宫颈黏膜，称组织学内口。妊娠期子宫下部逐渐伸展变长，妊娠末期可达 7 ~ 10cm，形成子宫下段。宫颈内腔呈梭形称宫颈管，成年妇女长 2.5 ~ 3.0cm，其下端称宫颈外口。宫颈下端伸入阴道内的部分称宫颈阴道部；在阴道以上的部分称宫颈阴道上部。未产妇的宫颈外口呈圆形；已产妇的宫颈外口受分娩影响形成横裂，而分为前唇和后唇。

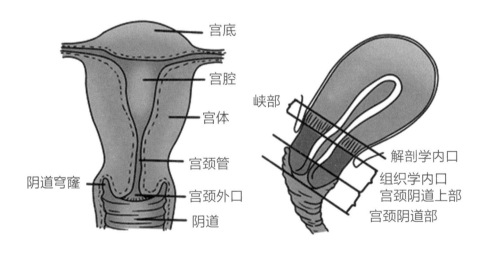

子宫各部

### 2. 组织结构

宫体和宫颈的结构不同。

● 宫体: 宫体壁由3层组织构成,由内向外可分为子宫内膜、肌层和浆膜层(脏腹膜)。

子宫内膜从青春期开始受卵巢激素影响,其表面2/3能发生周期性变化称功能层;靠近子宫肌层的1/3内膜无周期性变化为基底层。

子宫肌层较厚,非孕时厚度约0.8cm。肌层由平滑肌束及弹力纤维组成。肌束纵横交错似网状,可分3层:外层纵行,内层环形,中层交叉排列。肌层中含有血管,子宫收缩时压迫血管,可有效地制止子宫出血。

子宫浆膜层为覆盖子宫体底部及前后面的脏腹膜,与肌层紧贴,但在子宫前面近子宫峡部处,腹膜与子宫壁结合较疏松,向前反折覆盖膀胱,形成膀胱子宫陷凹。在子宫后面,腹膜沿子宫壁向下,至宫颈后方及阴道后穹窿再折向直肠,形成直肠子宫陷凹,亦称道格拉斯陷凹。

● 宫颈: 主要由结缔组织构成,含少量平滑肌纤维、血管及弹力纤维。宫颈管黏膜为单层高柱状上皮,黏膜内腺体能分泌碱性黏液,形成黏液栓,堵塞宫颈管。宫颈阴道部由复层鳞状上皮覆盖,表面光滑。宫颈外口柱状上皮与鳞状上皮交接处是宫颈癌的好发部位。宫颈管黏膜也受性激素影响发生周期性变化。

### 3. 位置

子宫位于盆腔中央,膀胱与直肠之间,下端接阴道,两侧有输卵管和卵巢。当膀胱空虚时,成人子宫的正常位置呈轻度前倾前屈位,主要靠子宫韧带及盆骨底肌和筋膜的支撑作用。正常情况下宫颈下端处于坐骨棘水平稍上方,低于此水平即为子宫脱垂。

## 输卵管

为精子与卵子相遇受精的场所,也是向宫腔运送受精卵的通道。为一对细长而弯曲的肌性管道,位于阔韧带的上缘内2/3部,内侧与宫角相连通,外端游离,

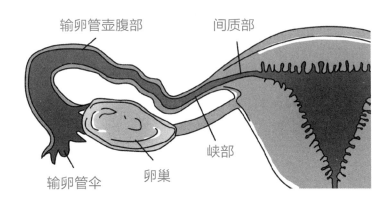

输卵管各部

与卵巢接近。全长 8 ~ 14cm。根据输卵管的形态由内向外分为 4 部分：①间质部或称壁内部：为位于子宫壁内的部分，狭窄而短，长约 1cm；②峡部：在间质部外侧，管腔较窄，长 2 ~ 3cm；③壶腹部：在峡部外侧，管腔较宽大，长 5 ~ 8cm；④伞部：为输卵管的末端，长约 1 ~ 1.5cm，开口于腹腔，游离端呈漏斗状，有许多细长的指状突起称输卵管伞，有"拾卵"作用。

输卵管壁由 3 层构成：外层为浆膜层，系腹膜的一部分；中层为平滑肌层，常有节律性地收缩，引起输卵管由远端向近端蠕动；内层为黏膜层，由单层高柱状上皮覆盖。上皮细胞分为纤毛细胞、无纤毛细胞、楔状细胞及未分化细胞 4 种。纤毛细胞的纤毛摆动有助于运送卵子；无纤毛细胞有分泌作用（又称分泌细胞）；楔形细胞可能为无纤毛细胞的前身；未分化细胞亦称游走细胞，为其他上皮细胞的储备细胞。输卵管肌肉的收缩和黏膜上皮细胞的形态、分泌及纤毛摆动均受性激素的影响，有周期性变化。

## 卵巢

卵巢为一对扁椭圆形的性腺，具有产生卵子和激素的功能。卵巢的大小、形状随年龄而有差异。青春期前，卵巢表面光滑；青春期开始排卵后，表面逐渐凹凸不平。成年妇女的卵巢约 4cm×3cm×1cm，重 5 ~ 6g，呈灰白色；绝经后卵巢

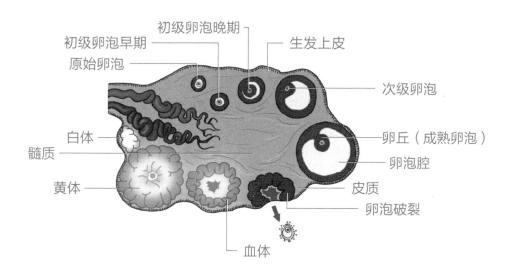

卵巢的构造模式图

萎缩变小变硬。卵巢位于输卵管的后下方，卵巢系膜连接于阔韧带后叶的部位有血管与神经出入卵巢，称卵巢门。卵巢外侧以盆骨漏斗韧带连于骨盆壁，内侧以卵巢固有韧带与子宫相连。

卵巢表面无腹膜，由单层立方上皮覆盖称生发上皮。上皮的深面有一层致密纤维组织称卵巢白膜。再往内为卵巢实质，又分为皮质与髓质。皮质在外层，内有数以万计的始基卵泡及致密结缔组织；髓质在中央，无卵泡，含有疏松结缔组织及丰富的血管、神经、淋巴管以及少量与卵巢悬韧带相连续的平滑肌纤维，后者对卵巢运动有作用。

# 女性生殖器官具有自然防御功能

女性生殖道由于其解剖，生理、生化及免疫学特点，因而具有比较完善的自然防御功能，增强了女性防御生殖道感染的能力。在健康妇女阴道内存在有某些病原体，但并不引起炎症。

● 女性两侧大阴唇自然合拢，遮掩阴道口、尿道口。

● 由于盆底肌的作用，阴道口闭合，阴道前后壁紧贴，可以防止外界的微生物侵入而导致炎症的发生。经产妇阴道松弛，这种防御功能较差。

● 阴道自净作用：生理情况下，雌激素使阴道上皮增生变厚并富含糖原，加强对病原体的抵抗力，糖原在阴道乳杆菌作用下分解为乳酸，维持阴道正常的酸性环境（pH ≤ 4.5，多在 3.8 ~ 4.4），抑制其他病原体的生长，称为阴道自净作用。绝经后妇女由于雌激素低下，阴道自净作用下降，阴道抵抗力降低，易受感染。

正常阴道细菌寄居形成阴道正常菌群，对维持正常阴道内环境起着极为重要的作用。阴道内正常菌群包括：①革兰阳性需氧菌及兼性厌氧：乳杆菌、棒状杆菌、非溶血性链球菌、肠球菌及表皮葡萄球菌。②革兰阴性需氧菌及兼性厌氧菌：加德纳菌、大肠埃希菌及摩根菌。③专性厌氧菌：消化球菌、消化链球菌、类杆菌及梭杆菌。④支原体及假丝酵母菌（念珠菌）。虽然正常阴道内有多种细菌存在，但由于阴道与这些菌群之间形成生态平衡并不致病。

在维持阴道生态平衡中，雌激素、乳杆菌及阴道 pH 起重要作用。正常阴道菌群中，以产生过氧化氢（$H_2O_2$）的乳杆菌为优势菌。乳杆菌除维持阴道的酸性环境外，其产生的过氧化氢及其他抗微生物因子可抑制或杀灭其他细菌。阴道生态平衡一旦被打破或外源病原体侵入，即可导致阴道炎症。如绝经后血雌激素水平下降或频繁性交和反复的阴道灌洗等均可使阴道 pH 升高，不利于乳杆菌生长。

另外，长期应用抗生素，可抑制乳杆菌生长，或机体免疫力低下，使其他致病菌成为优势菌，导致阴道炎症。

●宫颈阴道部表面覆以复层鳞状上皮；宫颈内口紧闭；宫颈管分泌大量黏液形成黏液栓，内含溶菌酶、局部抗体（抗白细胞蛋白酶）。可以阻止病原体进入上生殖道。

●育龄妇女子宫内膜周期性剥脱，有利于消除宫腔感染。此外，子宫内膜分泌液也含有乳铁蛋白、溶菌酶，消除少量进入宫腔的病原体。

●输卵管黏膜上皮细胞的纤毛向宫腔方向摆动以及输卵管的蠕动，可以阻止病原体的侵入。输卵管液与子宫内膜分泌液一样，含有乳铁蛋白、溶菌酶，清除偶然进入上生殖道的病原体。

●生殖道的免疫系统：生殖道黏膜如宫颈和子宫聚集有不同数量的淋巴组织及散在的淋巴细胞，包括 T 细胞、B 细胞。此外，中性粒细胞、巨噬细胞、补体以及一些细胞因子均在局部有重要的免疫功能，发挥抗感染作用。

当自然防御功能遭到破坏，或机体免疫功能下降、内分泌发生变化或外源性致病菌侵入，就会导致炎症发生。

# 女性因为身体构造的特殊原因而较男性易患炎症

女性生殖器官无论从外形上还是功能上均与男性生殖器官截然不同，具有其独特性。

## 女性易患炎症的生理因素

●女性外阴部位皮肤非常娇嫩，皮肤汗腺丰富，皱褶多，隐蔽不暴露，透气性差，最容易被病菌攻击。

●女性的生殖器、腹腔与外界是相通的，这是女性生殖器的独特之处，病菌可由阴道进入子宫。

●通常情况下，阴道内有大量的乳酸杆菌，它分解糖原产生乳酸，使阴道内呈酸性环境，不利于有害菌的生长，但在局部抵抗力下降时，有些病菌和病原体就会乘虚而入。

●阴道口与尿道口、肛门临近，易受到尿液和粪便的污染，因此容易滋生病菌。

●由于月经、妊娠等原因，子宫颈长期浸泡于刺激性的分泌物中，上皮脱落，容易导致宫颈内膜褶皱以及腺体内多种病原体潜藏其中。

## 女性易患炎症的病理原因

●经期不注意卫生：使用不洁卫生垫，经期性生活等。

●宫腔手术操作消毒不严。

●人流、分娩等妇科手术对宫颈及阴道造成损伤，引发感染。

●女性外阴和阴部黏膜是参与性活动的重要器官，性生活会对局部组织产生损伤或交叉感染。

●不洁性生活、性交过频导致病原体的入侵。

女性的内生殖器通常情况下是无菌的，但是妇女如不注意月经期、流产及产褥期卫生，或因流产、分娩、手术等创伤、医师未严格遵守无菌操作，或不良的性生活习惯均可导致生殖道感染，并可向上蔓延，引起子宫、输卵管、卵巢的一个或几个部位的炎症，甚至波及整个腹腔腹膜。

# 妇科炎症用药要注意什么

妇科炎症不算什么大病，但治疗不当也会造成不良影响甚至严重后果。妇科炎症包括了外阴炎症、阴道炎症、宫颈炎症、盆腔炎症等几个大类，以阴道炎为例，分为霉菌性阴道炎、滴虫性阴道炎、老年性阴道炎、细菌性阴道病等类型，不同阴道炎因感染的病原体不同，用药也有区别。部分曾经患过某种阴道炎的女性，再次出现类似症状时会认为还是同一种病，就自己买药吃、买药上。像这样未做诊断就盲目用药的做法，其实并不对，因为这样做很可能会适得其反。

其实，炎症的治疗并不困难，只要做到诊断明确、用药规范，严遵医嘱，从各方面加以配合，很快就可以治愈，但如果不加注意或治疗不当，不仅会使病情反复发作，如果炎症上行还会引发其他妇科疾病，严重者还会造成女性不孕等不良后果。

# 盲目自诊延误病情

几乎每位成年女性都会遇到妇科炎症的困扰。女性在认识和防治妇科炎症方面该怎么做呢？

许多女性感觉不适时，因为羞涩或心存侥幸，往往更倾向于通过查找各种资料，自行诊断后便购买药物治疗。在此提醒广大女性朋友，盲目自诊对病情不利，处理不当还会引"祸"上身。

许多妇女最初患的只是普通的阴道炎，只要在发病之初能正确治疗，就不会导致病情加重而带来不必要的痛苦。但在前来医院就诊的患者中，许多人在就医之前，均有自诊自治的"前科"，直到急性炎症迁延为慢性病或者进一步恶化才来就医。

　　有这样一名女性患者：外阴瘙痒、白带多并有异味，检查发现，她患有宫颈炎。但这位患者断然否定医生的诊断，声称自己非常注意个人卫生，每天都用某品牌的消毒液做阴道灌洗，稍有症状就服用抗生素。可是各项检查的结果还是证实了医生的判断。像这位女士这样的病例很多，病情往往被自己延误了，因此，当感到不适时，及时就医，并遵从医生的治疗方案是最好的选择。

　　女性阴道中生存着足量的有益菌，它能使阴道保持一定酸度，从而抑制其他细菌生长。但经常用洗液就会打乱阴道的 pH（正常的 pH 应在 4.5 左右），使阴道的有害菌和有益菌不调和，有益菌被杀死，从而使阴道失去酸性环境，严重降低了自净作用，导致患上阴道炎、宫颈炎、附件炎，甚至盆腔炎。

　　冲洗阴道作为一种治疗手段，一定要由医生指导，按病种选用不同的冲洗方法（比如滴虫性阴道炎要用酸性洗液，霉菌性阴道炎要用碱性洗液），如果选用错误，则会使炎症越洗越严重。

　　其实女性朋友每天用温开水清洗干净外阴就可以了，一旦怀疑自己有染上某种疾病的可能时，应该在第一时间去医院，医生通常会给你做各种检查，并根据检查结果用药，只有这样，才不会导致病情延误，错过治疗的最佳时间。

# 炎症不愈 "左邻右舍" 遭殃及

患了妇科炎症不治或者治疗不规范，常常缠绵难愈，极易复发，不仅如此，病原体还容易感染相邻器官引起炎症蔓延，临床上不少患者为多种炎症并发，如阴道炎与宫颈糜烂、阴道炎与尿道炎等，原因就在于此。

上行感染是妇科感染的主要途径，女性生殖系统的生理结构为病菌感染提供了便利，如果不加治疗，一定条件下，病菌可以从外阴、阴道、宫颈一直感染到子宫、输卵管及盆腔，引起外阴炎、阴道炎、宫颈炎、子宫内膜炎、输卵管炎及盆腔炎等，同时也可通过尿道口感染泌尿系统，这一系列感染带来的危害包括瘙痒、灼痛、白带异常、痛经、不孕、宫外孕等等。专家提醒，由于上行感染的存在，妇科炎症可轻可重，关键看自己如何对待。要阻止病菌上行，缩小感染范围，就必须及时就医、规范治疗，不要让小病拖成大病。

妇科炎症的演变过程及后果

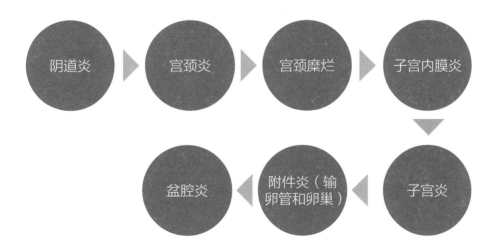

# 得了妇科炎症要及时就医

调查显示：在我国育龄期女性中，约 41% 的女性患有不同程度的妇科炎症，已婚女性的发病率更高达 70%。妇科炎症发病率如此之高，不少患者却并不急于治疗，她们认为炎症很常见，是小病，不会对身体有严重影响。

生活中我们常说的炎症多指外阴、阴道炎症，相对较轻，所以患者不太重视。单就阴道炎来讲确实不算大病，但不治疗的话，很容易蔓延至宫颈、子宫、盆腔附件等部位，这时候危害就大了。

有的病原体感染还可能会影响生育功能，如衣原体、支原体反复感染可导致输卵管阻塞而不孕，滴虫性阴道炎、宫颈糜烂也对孕育有不同程度的影响，女性朋友千万不要忽视了这些看似轻微的妇科炎症。

除了上行蔓延的危险，炎症感染得不到控制的话，还会在同一器官引发更多疾病，以发病率相当高的慢性宫颈炎为例：慢性宫颈炎主要表现为宫颈糜烂、宫颈肥大、宫颈息肉、宫颈纳囊以及宫颈黏膜炎等，以上几种疾病的表现是彼此关联的：由于人流、分娩、同房刺激等原因引起的宫颈损伤，让宫颈被病菌感染，宫颈鳞状上皮脱落，露出下层的柱状上皮，颜色暗红呈糜烂状即是"宫颈糜烂"，炎症长期不愈可致宫颈肥大；宫颈纳囊与宫颈糜烂也有关，由于子宫颈腺的腺管口阻塞，分泌物不能很好地排出，只能潴留在腺体内而形成囊肿；此外，宫颈息肉也可因长期刺激引起或加重宫颈炎。

多症并发的患者在治疗时会更复杂一些，康复周期也更长。妇科炎症的发生、发展都有一定的规律可循，在出现症状时及时就医，确诊后尽快治疗，对阻止相关疾病的发生和疾病蔓延都具有积极意义。

# 正确诊断对症下药最关键

患病后胡乱用药还会造成更坏的结果。以阴道炎为例，贻误治疗很可能造成宫颈发炎、糜烂、肥大或者腺体囊肿等，如果逆行感染，则会引起附件发炎及盆腔炎，出现下腹胀痛、腰酸痛的症状。如果发展得更严重，还会造成不孕不育，使许多育龄女士因为妇科炎症而丧失了做母亲的权利。

因此，患者如果在用药之后，两三天内感染反复发作，甚至伴有发热和盆腔疼痛，则必须立刻停止使用药物，尽快看医生。在治疗妇科炎症时，最重要的原则就是规范治疗。因为只有这样才能有针对性地进行治疗，并彻底根除病原。

# 走出妇科炎症的误区

女性在认识和防治妇科炎症方面该怎么做，这个问题对很多女性来说，都是应该去学习和了解的。其实，在妇科炎症的防治中常见有八大误区，需要女性朋友们引起注意。

## 误区一
### 见多不怪

单位每次组织体检，总会发现大多数女同事都有不同程度的妇科炎症，如阴道炎、宫颈糜烂。由于这些炎症太常见，况且也没什么大碍，有些人就觉得无所谓，用不着专门到医院治疗。

支招：及时治疗杜绝后患。宫颈炎在已婚女性中发病率最高，常表现为宫颈糜烂。宫颈糜烂如不能及早治疗，可能会恶化为宫颈癌。而患有盆腔炎的女性如不及时治疗，往往会从急性盆腔炎转化成慢性盆腔炎，从而导致不孕。因此，感觉身体不适要引起重视，并积极治疗。

## 误区二
## 过度清洗

有些女性特别讲究卫生，并且会想当然地认为，勤洗勤换肯定错不了。因此，只要阴部感觉不够干爽、舒服，就用洗液冲冲、洗洗，很多女性甚至养成了这种习惯。还有人频繁使用中西药清洗剂、高锰酸钾溶液或碱性肥皂水来做冲洗。殊不知，这是一个很大的误会。

其实，健康女性的阴道和口腔一样，平时就有几十种细菌在滋生，只是由于阴道"卫士"的存在而相安无事。乳酸杆菌就是其中的"卫士"之一，它可以将阴道细胞内的糖原分解成乳酸，使阴道维持一定的酸度，从而限制致病菌繁殖。但醋、水、抗菌剂等洗液成分，往往在把有害细菌冲洗出阴道的同时，连带把保护人体的细菌也杀得一干二净，因而破坏了局部的酸性环境，使阴道无法实现自我保护。

更为糟糕的是，如果冲洗过程中方法错误，病菌还会伺机搭上"顺风车"，长驱直达阴道深处甚至子宫。

支招：除非在医生指导下，其余情况最好不要用药液或洗剂冲洗外阴及阴道。正常情况下，只需每天用温水清洗外阴一次，并注意经期及性生活前后保持外阴清洁。

## 误区三
### 恋上丁字裤

丁字裤是一种时髦装束，受到许多年轻女性的青睐。但是，因丁字裤造型特殊，很容易摩擦女性会阴的娇嫩皮肤，从而诱发阴道炎。

> 支招：年轻女性尽量不要长期穿丁字裤，而应以穿棉质内裤为主。如果一定要穿，应搭配相对宽松的外裤，并注意每天更换。经期及外阴局部有病症时，更要避免穿丁字裤。

## 误区四
### 清除白带

有些女性认为白带是不洁之物，甚至每次清洗阴部时，还将手指裹上自认为干净的湿巾伸入阴道擦洗，以求彻底清除。但是结果往往适得其反，白带没有减少反而越来越多。

> 支招：白带是阴道上皮细胞分泌的黏液状物质，正常的白带呈白色半透明状，是女性生殖系统健康的信号之一。不正常的白带常有异味，呈微黄或绿色，量较多，同时外阴可能出现瘙痒、发热。

## 误区五
### 私下处理

有些女性得了妇科炎症后羞于就医，或为了省钱在不具备行医资格的诊所就诊。

支招：一旦出现诸如外阴瘙痒、阴道分泌物增多、腰部疼痛和下腹坠胀等症状，在未到正规医院进行检查前不要乱用药，否则不仅会花冤枉钱，还可能因错过最佳治疗时机而贻误病情，给以后的治疗增加难度。

## 误区六
## 使用抗生素

目前，虽然国家对抗生素的购买有限制，但是很多患者仍能通过各种渠道拿到抗生素，她们把抗生素当作保健药长期使用。

支招：过度使用抗生素类药品的直接后果就是使病菌产生耐药性，破坏阴道菌群间的制约关系，导致真菌生长旺盛，治疗周期不断延长，炎症得不到有效治疗，同时也浪费了患者的金钱及社会的医药资源。抗生素应在医生的指导下合理应用。

## 误区七
## 女性病女性治

一些女性患上生殖道炎症后，怕丈夫或男友怀疑自己有生活作风问题而不敢告诉对方。于是，就只有女性一方进行治疗。另一方面，男性也认为妇科炎症是女人的事，与自己无关，也就对此不予关注。

支招：一些女性疾病，应男女同治。已婚女性出现感染时，应让男方也进行检查。若确诊对方已感染，夫妻双方需同时治疗。

## 误区八
## 有病就人流

天下的父母都期待自己能生个健康的宝宝。因此，一些育龄女性在怀孕后一旦发现自己患有妇科炎症，第一个念头就是：肚子里的胎儿肯定受影响了。于是毫不犹豫地就选择了做人流。

> 支招：怀孕后的女性，由于体内激素的变化，比未孕时更容易发生阴道炎和宫颈糜烂，但是这些疾病基本上都不影响胎儿的健康。由于怀孕期间用药可能对胎儿有影响，所以医生在治疗时既会考虑母亲的生殖道炎症，又会考虑到胎儿的安全，方案可能与非孕妇不一样。而且，在急性生殖道炎症期间，不能进行人流手术。因为人工流产可能导致出血、盆腔炎、习惯性流产和不孕等。

# 妇科炎症反复发作的"真相"

一项关于妇科炎症复发的调查报告显示：99%的女性患过妇科炎症后都遭遇过复发的困扰，39%的女性认为这一问题对夫妻生活存在重大影响，部分甚至因此引起夫妻猜忌，导致家庭破裂，所以"复发"之害远比"发作"更加令人咬牙切齿。要想从根本上解决妇科炎症复发的问题，那就必须了解复发背后的真相，从而对症处理，彻底治疗。

## 原因一
## 熬夜加班、夜生活、不健康的生活方式

妇科炎症也是一种"生活方式病"，由于生活工作的压力，有些人经常应酬、夜生活频繁，经常加班到半夜二三点钟才休息，生物钟打乱，身体抵抗力下降，

私处免疫力也不断降低，使有害菌乘虚而入，即便平时注意个人卫生，但抵抗力差还是会诱发炎症的感染。因此建议女性朋友要保持轻松的心态，微笑面对生活，身体抵抗力也能随之上升，疾病也会跟着减少。

| 长期久坐 | 长期使用护垫 | 清洗不当 |
|---|---|---|
| 习惯久坐的女性的会阴部透气不良，血液循环受阻，因而比较容易发生感染。为此，提醒女性朋友要改变自己的久坐习惯。 | 有些女性习惯长期使用护垫，这样同样容易使会阴部透气不良而致感染。为此，建议女性朋友只在月经将净或月经将至时短期使用护垫。 | 清洗会阴时，有些女性会将手指或毛巾伸入阴道，以为这样清洗更干净，其实这样反而容易将细菌带入阴道，引起或加重感染。所以，应尽量避免发生类似情况。 |

## 原因二
### 肥皂、洗液、过频的清洗方法

有些女性朋友，用肥皂、浴液，或中药清洗下身，这样做不仅不能保护有益菌的生存，而且还会影响菌群的平衡，虽然能暂时缓解症状，但容易致使炎症反复发作。女性还要尤其注意月经前后的阴道健康，切不可大意，应该要通过科学的洗护方法和合理的洗护习惯，顺利度过女性免疫周期的最薄弱阶段。

## 原因三
### 性生活不清洁　被忽略的主动保护

不洁性生活使外来细菌被带入，残留在阴道的碱性精液改变了阴道正常的环境，从而导致炎症的复发。日本研究者认为性生活导致的妇科炎症复发率高达

90%。在韩国，性爱前互相清洁是夫妻共同的责任，但在我国，主动采取清洁措施的不到1%。为了夫妻双方的健康，性生活前后应该注意清洁卫生。

## 原因四
## 用药疗程不足是未被重视的问题

用药疗程不足是妇科炎症病人最常见的问题，部分病人经治疗后由于症状得到缓解或消除而自行选择停止用药，不再配合医生治疗，其实致病菌只是受到抑制，而疾病尚未彻底治愈，当阴道的 pH 发生改变时，妇科炎症就会再次复发。此外，有部分患者疗效不佳时频繁换药，周而复始，也是炎症久治不愈的主要原因。

## 原因五
## 乱用药人为拖延病情，致使炎症迁延难愈

大多数女性朋友对妇科炎症没有引起足够的重视。另外，一些女性喜欢忍，加之工作繁忙，往往自行到药店买一些消炎药，人为地造成了病情的延误。如果妇科炎症在急性期没有得到彻底治愈，转为慢性炎症后，就会很难治愈，并且反复发作，建议女性朋友患病后及时到正规的医院接受正规治疗。

## 原因六
## 可能存在其他并发症

有的阴道炎患者虽然经过了正规治疗，但阴道炎仍反复发作。对于这类患者，应考虑她是否合并其他疾病，如糖尿病、性病等，需做进一步检查。另外，应强调夫妻同查同治，以免反复相互传染。

# 妇科炎症可以通过自我测试初步诊断

妇科炎症是妇科常见病之一。症状主要表现为：外阴瘙痒、灼痛、白带增多、有异味、腰酸、腹痛、阴道接触出血等。

常见的三种妇科炎症，可以通过下面的表格做初步的自我诊断：

|  | 阴道炎 | 盆腔炎 | 宫颈炎 |
|---|:---:|:---:|:---:|
| 白带异常 | √ | √ | √ |
| 外阴瘙痒 | √ |  | √ |
| 痛　经 |  | √ |  |
| 月经淋漓 |  | √ |  |
| 尿　频 | √ |  |  |
| 尿急 | √ |  |  |
| 尿痛 | √ |  |  |
| 下腹坠痛 |  | √ | √ |
| 腰酸痛 | √ | √ | √ |
| 房事疼痛 | √ | √ |  |

# 妇科炎症的"晴雨表"：白带

白带是否异常是妇科炎症的"晴雨表"，往往提示着女性生殖泌尿系统出现了病变。所以，女性朋友在生活中发现白带出现异常情况，一定要及时就医。

# 正常白带是什么样子的

女性正常白带应是白色的，有时透明，有时黏稠，无异味。青春期白带受雌激素的影响，有周期性的变化，即有时增多，有时减少。排卵期的白带透明、量多，而其他时间则量少、黏稠。白带性状改变常与阴道感染或生殖系统的疾病密切相关。脓性白带有臭味，伴随外阴部瘙痒不适，常常是阴道炎的表现。血性白带多见于宫颈或子宫的病变。每一位女性都应注意观察白带性状，有异常情况应及时就诊。

白带是女性的阴道分泌物。正常女性的白带是一种无气味，微酸性的黏稠物，具有湿润阴道、排泄废物、抑制病原菌生长的作用，属于一种正常的生理现象。健康妇女白带增多与体内雌激素水平增高成正比。如排卵期或妊娠期白带增多，在子宫内膜生长过长的情况下，或应用雌激素药物后均可出现类似的白带增多。

值得特别注意的白带增多是病变分泌物性白带，有下列几种：

| | |
|---|---|
| 脓性白带 ▶ | 白带色黄或黄绿，黏稠或呈泡沫状，有臭味，大多为阴道炎症所致，其中以滴虫性阴道炎最为常见，多有外阴瘙痒。亦可见于慢性宫颈炎、老年性阴道炎、子宫内膜炎、宫腔积液或阴道内异物等情况。 |
| 乳酪状白带或豆腐渣样白带 ▶ | 为霉菌性阴道炎的典型现象，常伴有严重的外阴瘙痒。 |
| 血性白带 ▶ | 白带中混有血，应警惕宫颈癌，子宫内膜癌等恶性肿瘤的可能性。但宫颈息肉、宫颈糜烂、黏膜下肌瘤、功能失调性子宫出血、老年性阴道炎等良性病变也可导致血性白带，宫内节育器引起的少量血性白带也较多见。 |
| 黄色水样白带 ▶ | 多发生在持续阴道出血后，阴道流出大量脓性恶臭白带，应首先考虑晚期子宫颈癌，子宫内膜癌或黏膜下肌瘤伴感染。阵发性排出者应注意是否有输卵管癌的可能。 |

| 排尿障碍伴白带增多  | 典型淋菌感染症中白带与尿道分泌物一样，量可增多，色黄，脓性，呈现激烈的炎症反应状。衣原体引起的宫颈炎白带，黏性较低，并且白色浆液性宫颈分泌物增多。 |
|---|---|

白带过多、白带增多的防治首先是注意个人卫生，同时凡是有白带增多（除生理性外）均应及时就医，在医生的指导下找出病因，做出及时地对因处理和治疗，绝不能盲目地滥用药物。

# 妇科炎症是导致不孕的罪魁祸首

从临床上看，妇科炎症久治不愈或者反复发作是造成女性不孕症发病率逐渐上升的最大原因。

妇科炎症主要包括宫颈炎、盆腔炎、附件炎等。导致这些炎症的病原体分内源性和外源性两大类。其中，内源性病原体是女性生殖道中本来就存在的，例如霉菌、需氧菌、厌氧菌、支原体等；外源性病原体主要是指通过性接触感染的沙眼衣原体。

通常情况下，妇科炎症绝大多数是混合感染，因此需要使用多种抗生素联合治疗。女性在第一次得了妇科炎症特别是盆腔炎时，只要积极配合医生连续地用药治疗14天以上，基本可以痊愈。可是，有不少患者在治疗三五天后看到症状缓解了，就擅自把药停了，还有的人自己买药乱治，结果导致久治不愈或者反复发作，进而引发输卵管积水、输卵管阻塞、子宫内膜炎、宫腔粘连等后遗症状，造成不孕。

育龄妇女第一次感染盆腔炎后，发生不孕症的概率为 20% ~ 30%；第二次、第三次再发作，发生不孕症的概率将超过 40%。

# 避孕套就可以拒敌门外吗

● 传统天然乳胶避孕套在阻断性传播疾病方面的效果，正受到越来越多研究结果的质疑。

● 将避孕套称为"安全套"并不科学。

● 使用避孕套预防艾滋病、尖锐湿疣等性传播疾病的失败率仍然很高，因此避孕套不等于"安全套"。

● 传统乳胶避孕套的作用是阻隔，只要正确使用就能在一定程度上阻隔病毒的传播。

● 避孕套并不能彻底有效地防止任何一种性病传播！主要有三点原因：

1. 艾滋病、人体乳头瘤等病毒远比精子小，避孕套能阻隔精子但不一定能阻隔各种病毒。乙肝病毒、尖锐湿疣病毒和艾滋病毒有可能穿透传统的天然胶乳避孕套。

2. 性病病毒可以通过多个途径侵入生殖器官黏膜、皮肤，精子则只有进入输卵管这条惟一通道。

3. 怀孕受排卵时间的限制，而性病病毒感染不受任何时间限制。

● ①致密度不够，无法有效阻隔艾滋病、乙肝等各种病毒；②存在致癌物质亚硝胺；③乳胶蛋白易引起过敏反应；④天然乳胶避孕套呈偏碱性。这些因素成了传统乳胶避孕套无法克服的4大缺陷。

● 男性在发生不洁性行为后仍然有可能感染性病，不要以为戴了避孕套就万无一失，就肯定不会传染性病，当身体出现不适症状时，应及时到正规医院检查治疗。

# 幼女为什么也会患妇科炎症

　　成熟女性阴道 pH 呈弱酸性，在一定程度上有抑制细菌繁殖，预防感染的能力。而幼女外阴发育差，缺乏雌激素，阴道内 pH 较高，因此抗感染能力差，易被细菌感染。加之小朋友又有随处乱坐的习惯，并且外阴易被尿液、粪便浸渍，使易感因素增加，因此婴幼儿易患外阴炎、阴道炎。

　　阴道炎是由于病原微生物（淋病双球菌、霉菌、滴虫等）感染而引起的阴道炎症。阴道炎根据年龄和感染源的不同，可分为老年性阴道炎、滴虫性阴道炎、霉菌性阴道炎、淋病性阴道炎、阿米巴性阴道炎、阴道嗜血杆菌性阴道炎、婴幼儿阴道炎，和非特异性阴道炎。

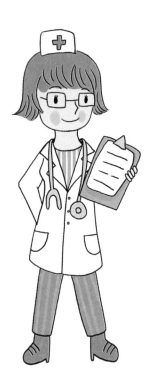

# 2 第二章 外阴炎

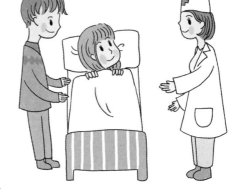

## 外阴炎的概念

外阴炎症是妇科最常见的疾病，外阴炎是由于病原体侵犯或受到各种不良刺激引起的外阴发炎。常有外阴皮肤瘙痒、疼痛、烧灼感，甚至肿胀、红疹、糜烂、溃疡的临床表现。

## 外阴炎的常见症状

- 外阴皮肤瘙痒、烧灼感和疼痛，在活动、性交和排尿后加重。
- 急性期红肿、充血、有抓痕。
- 慢性炎症有痛痒、外阴发生开裂、苔藓化。
- 有些患者小阴唇内侧肿胀、充血、糜烂和成片湿疹。

## 女性常见的外阴炎有以下几种

- 非特异性外阴炎
- 霉菌性外阴炎
- 婴幼儿外阴炎
- 前庭大腺炎、前庭大腺囊肿

● 急性外阴溃疡

● 性病

# 预防外阴炎的方法

| 健康的生活习惯 | 良好的卫生习惯 | 治疗月经不调 |
|---|---|---|
| 充足的睡眠，规律的饮食，多吃水果和蔬菜，适当的锻炼，缓解压力和紧张。 | 使用公用设施时多加注意，平时穿宽松棉质内裤，尽量不使用不洁卫生巾和护垫，每日清洗外阴，但尽量少冲洗阴道。 | 阴道内的血液是细菌生长的最好温床，如果月经过多、过长，需要尽早调理。 |

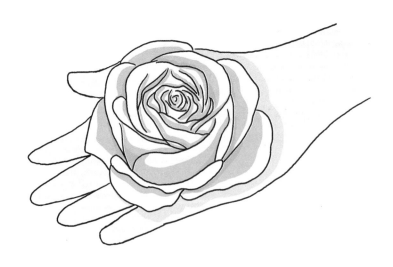

# 非特异性外阴炎

## 什么是非特异性外阴炎

非特异性外阴炎，顾名思义，就是不是由特异的病原体引起的，而是由物理、化学因素引起的非特异性炎症。

## 常见病因

| | |
|---|---|
| **着装不适** ▶ | 长期穿着过紧的或不透气的尼龙内裤，导致外阴分泌物长时间附着于皮肤黏膜上，引发外阴炎症。 |
| **疾病引起阴道分泌物增多** ▶ | 宫颈、阴道的炎性白带，宫颈癌的分泌物，经血或产后恶露的刺激，使外阴部长期处于潮湿、浸润状态，致使皮肤抵抗力下降，可引起不同程度的外阴炎。 |
| **卫生条件差** ▶ | 洗衣时内裤与其他衣物混洗；或用手搔抓外阴部，造成交叉感染。 |
| **感染** ▶ | 由于性交、接产手术、公共浴室洗澡等造成的感染。 |

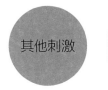

其他刺激　▶　　月经垫、尿瘘患者的尿液浸渍，粪瘘的粪便刺激，糖尿病的糖尿刺激，化学及物理性的刺激等也可引起外阴炎。

## 非特异性外阴炎的特点

这种炎症一般限于小阴唇内外侧，严重时整个外阴部均可发炎、肿胀、充血，甚至糜烂，形成浅表溃疡。有灼热感及痒感，搔抓后会产生疼痛。排尿时这些症状往往会加重。

## 非特异性外阴炎症的临床表现

因外阴不洁或异物刺激而引起的非特异性炎症的临床表现为

先感到外阴不适，继而出现瘙痒及疼痛，或有灼热感，活动、性交、排尿及排便时会加重。同时可出现外阴部位(包括大、小阴唇，阴蒂)皮肤及黏膜不同程度的肿胀充血、糜烂，常有抓痕，严重者形成溃疡或湿疹。

外阴瘙痒，皮肤增厚、粗糙、皲裂，甚至苔藓样变。也可以伴有排尿痛或性交痛。

# 非特异性外阴炎应做哪些检查

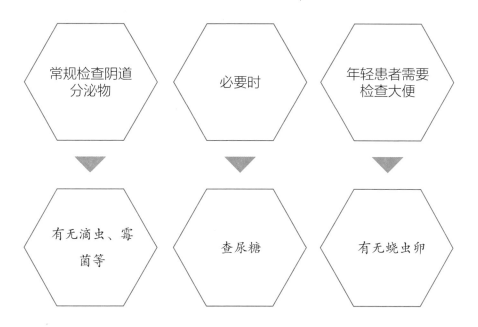

## 非特异性外阴炎该如何治疗

治疗原则：保持外阴部的清洁、干燥，避免搔抓。停止使用擦洗外阴的药物，不穿化纤的内裤。

局部治疗 ▶ 外阴局部可用 1 : 5000 的高锰酸钾溶液坐浴，每天 2 ~ 3 次，每次 15~30 分钟。特别是大小便以后进行坐浴更好。坐浴后在炎症部位涂些抗生素软膏或可的松软膏，有很好的治疗作用。也可选用中药苦参、蛇床子、白鲜皮、土茯苓、黄柏各 15g，川椒 6g，水煎熏洗外阴部，每日 1 ~ 2 次。急性期还可选用红外线等局部物理治疗。

| 病因治疗 | 积极寻找病因，若发现糖尿病应及时治疗糖尿病，若有尿瘘、粪瘘应及时行修补术。 |

# 非特异性外阴炎该如何预防

● 外阴清洁方法要正确：预防外阴炎，女性要每日清洗外阴，更换内裤，并且毛巾要专用，特别是在月经期间更要注意这一点。每日对毛巾及更换的内裤进行清洗后再用开水烫或煮沸 30 分钟以上。切忌阴干，最好在太阳下曝晒，无太阳时挂在通风处吹干。

● 务必注意个人卫生：保持外阴清洁、干燥，勤换内裤，外阴用具专人专用。用过的内裤、毛巾、盆均应用开水烫洗。而且一定要记得督促丈夫注意个人卫生。

● 不能盲目使用洗液和药物：有的女性用药物治疗外阴炎症，治愈后，她们认为长期坚持用药物清洗外阴是一种保健方法，就不会再患外阴炎了。其实，如果长期用药物刺激皮肤，外阴反而会更加不适。

● 卫生护垫不可多用：有些女性特别喜欢用卫生护垫，认为用了它就可以不换内裤了，也可以不用洗外阴了，其实护垫透气性差，长期使用会导致局部潮湿，因而引起炎症。

● 增强自身的抵抗力：加强营养，锻炼身体，提高机体的免疫力，能有效地预防外阴炎。

● 饮食上多加注意：少吃辛辣的食物和海鲜。

● 杜绝传染源接触：去公共场所如公共厕所、游泳池、浴室要注意预防交叉感染。

● 患有阴道炎、宫颈炎要及时治疗。

# 外阴炎患者的饮食宜忌

- 应多吃冬瓜、西瓜、赤小豆等淡渗利湿的食物。
- 宜多食新鲜蔬菜和水果，以保持大便通畅。
- 宜多饮水，防止合并尿道感染。

### 忌辛辣食品

辛辣食品(辣椒、姜、葱、蒜等)，多食易生燥热，使内脏热毒蕴结，出现牙龈肿痛，口舌生疮，小便短赤，肛门灼热，前后阴瘙痛等症状，从而使本病加重。

### 忌海鲜发物

腥膻之品，如鳜鱼、黄鱼、带鱼、黑鱼、虾、蟹等水产品可助长湿热，食后能使外阴瘙痒加重，不利于炎症的消退，故应忌食。

### 忌甜腻食物

油腻食物如猪油、肥猪肉、奶油、牛油、羊油等;高糖食物如巧克力、糖果、甜点心、奶油蛋糕等，这些食物有助湿增热的作用，会增加白带的分泌量，影响治疗效果。

## 忌烟酒

吸烟能使本病加重，这是由于烟草中的尼古丁会使动脉血与氧的结合力减弱。而酒能助长湿热，故也应当禁忌。同样，含酒的食物如酒酿、药酒等也不宜饮用。

# 推荐食疗药膳

得了外阴炎，除了积极配合医生采用药物进行治疗，同时，还需要注意饮食，以免炎症加重。

---

### 【鲤鱼赤豆汤】

○材料：鲤鱼 1 尾，赤小豆 60g。

○做法：鲤鱼去头、尾及骨头，取肉与赤小豆共煮至豆烂。分 2 次服用。

○功效：适用于白带多，湿热有毒者。

---

### 【茯苓粳米粥】

○材料：茯苓 30g( 研末 )，粳米 30 ～ 60g。

○做法：先将粳米煮粥，半熟时，加入茯苓末，和匀后，煮至米熟，空腹服用。

○功效：适用于脾虚湿重者。

---

### 【芹菜豆腐】

○材料：芹菜 20 克，豆腐 30 克。

○做法：把芹菜洗净切碎，与豆腐共同煮熟，加食盐调味服食。

○功效：清热解毒。

# 前庭大腺脓肿

## 前庭大腺脓肿是一种什么病

前庭大腺脓肿多由前庭大腺囊肿发展而来。前庭大腺囊肿是成熟女性特有的妇科疾病，前庭大腺分泌液排出受阻而积聚于管腔，引起腺体囊性扩张，就会引起前庭大腺囊肿。由于前庭大腺囊肿可以长期存在，多年不变，甚至不妨碍日常生活，因此可以定期观察，无需治疗。但如果囊肿逐渐增大，或反复感染，甚至形成脓肿，那么就要及时治疗。本病多发生于生育期年龄，婴幼儿及绝经后很少发生。病原体多半为葡萄球菌、大肠埃希菌、链球菌及肠球菌，少数为淋球菌。

## 前庭大腺管阻塞的原因

**1**

前庭大腺脓肿消退后，腺管阻塞，脓液吸收后，被黏液分泌物所代替而形成囊肿。

**2**

腺腔内的黏液浓稠或先天性腺管狭窄，分泌物排出不畅，导致囊肿形成。

**3**

非特异性炎症阻塞，如分娩时会阴与阴道裂伤后疤痕阻塞腺管口，或会阴后斜切开术损伤腺管，使分泌物积聚于腺腔而形成囊肿。

前庭大腺囊肿可继发感染形成脓肿。反复感染使囊肿增大。若囊肿小，无自觉症状；若囊肿大，可感到外阴坠胀或有性交不适。囊肿可发于单侧，也可双侧发生，一般呈椭圆形，大小不等，可持续数年不变。

# 前庭大腺脓肿有哪些症状

初期局部肿胀、疼痛、灼热感、行走不便，有时会致大小便困难。脓肿形成时，疼痛加剧，可触及波动感，严重者脓肿直径可达5～6cm，甚至出现发热等全身症状，腹股沟淋巴结也可有不同程度得增大。当脓肿内压力增大时，表面皮肤变薄，脓肿自行破溃，若破孔大，可自行引流，炎症较快消退而痊愈；若破孔小，引流不畅，则炎症持续不消退，并可反复急性发作。

# 前庭大腺脓肿的危害

危害一

女性感染了前庭大腺囊肿后如果不及时进行治疗，就有可能会播散，从而形成直肠周围脓肿，有时甚至向直肠溃破。

危害二

前庭大腺脓肿在感染时疼痛剧烈，患者还常伴有发热的情况，有的时候甚至大小便都会很困难，炎症严重时可向会阴部及对侧外阴部发展。局部触痛显著，有波动感，腹股沟淋巴结多会肿大。

**危害三** ▶

前庭大腺脓肿如果不及时治疗会导致脓肿反复发作，经久不愈，从而加重治疗难度，使患者承受更为严重的痛苦。

## 前庭大腺脓肿的诊断标准是什么

**1**

外阴一侧疼痛、肿胀，形成脓肿时疼痛剧烈，可伴发热等全身症状。

**2**

大阴唇下 1/3 处局部发红，触痛明显，肿胀，若形成脓肿，多呈鸡蛋至苹果大小肿块，常为单侧性。肿块表面皮肤发红变薄，周围组织水肿，炎症严重时可向会阴部及对侧外阴部发展。局部触痛明显，有波动感，腹股沟淋巴结多肿大。

## 前庭大腺脓肿如何治疗，注意事项有哪些

前庭大腺脓肿主要是由于感染所致。治疗可全身选用抗生素，局部冷敷或坐浴。脓肿可切开引流并做造口术。造口术方法简单，损伤小，术后还能保留腺体功能。

# 前庭大腺脓肿术后要注意什么呢

前庭大腺脓肿手术后应该每天进行换药，直到囊腔不再流脓，引流条已经比较干净，就可以了。如果有疼痛、红肿的症状，说明炎症没有完全消退，应该继续换药或者抗炎治疗。

# 患者在饮食上面应注意些什么

### 忌食辛辣、油炸、温热性食物

例如辣椒、洋葱、芥末、烤鸡以及牛肉、羊肉、狗肉等。因为这些食物多为热性，患者如果食用，可能生热上火，导致病情加重。

### 忌食海鲜等发物

常见的海鱼、虾、螃蟹等水产品都属于发物，如果在治疗期间食用，不利于炎症的消退。

### 忌甜腻厚味食物

过于甜腻的食物，例如糖果、奶油蛋糕、八宝饭、蛋黄等，这些食物有助湿的作用，会降低治疗效果，使病情难以痊愈。

### 忌饮酒

烟酒刺激性较大，属温热刺激食物，如果在治疗期间不禁烟酒，不仅难以取得治疗效果，还有可能加重病情。

# 3 第三章 阴道炎

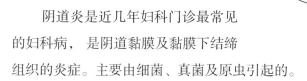

## 什么是阴道炎

阴道炎是近几年妇科门诊最常见的妇科病，是阴道黏膜及黏膜下结缔组织的炎症。主要由细菌、真菌及原虫引起的。

常见的阴道炎有细菌性阴道炎、滴虫性阴道炎、念珠菌性阴道炎、老年性阴道炎。

## 女性为什么易患阴道炎

主要是由于女性特定的解剖结构造成的。阴道不是一个封闭的器官，前面为尿道，后面为肛门、直肠，且距离很近，其内寄存着一定的菌群。

正常情况下，阴道有一定的自我保护功能。阴道内的乳酸能抑制喜欢碱性的细菌生长；而女性宫颈管中会分泌一种碱性黏液，它又能有效地抑制喜欢酸性的细菌生长繁殖。但是，生活中有许多生理、物理的因素，会破坏阴道的酸碱平衡，也就破坏了人体的自我调节功能，造成菌群的迅速繁殖，因此患上阴道炎。

# 阴道炎的常见病因

| | |
|---|---|
| **使用不洁卫生用品** | 女性使用不干净或消毒不严的卫生用品很容易引发阴道炎。比如说不干净的手纸、卫生巾，或护垫。 |
| **不注意个人卫生** | 使用公用坐便器或到公共游泳池游泳等，有可能被传染上阴道炎，其中比较容易发生的是阴道毛滴虫和白色念珠菌所引起的阴道炎。此外，女性不注意经期卫生，不勤换内裤，对内裤消毒不严格也会引发阴道炎。 |
| **频繁用洗液冲洗阴道** | 有些女性喜欢用洗液清洗外阴或阴道，认为这样才可以保持外阴的清洁，殊不知，频繁使用洗液会打破阴道的酸碱平衡，从而增加阴道炎的感染概率。 |
| **大量使用广谱抗生素** | 通常妇女阴道中寄生着许多细菌，这些不同的菌群间相互制约，形成共生状态，是不致病的。广谱抗生素的大量、长期应用，无论是口服还是注射或者输液，都会扰乱阴道的自然生态平衡，改变阴道的微环境。使致病的细菌、病原体有可能繁殖，最终导致局部的白色念珠菌得以大量繁殖。随着抗生素应用的日益广泛，霉菌性阴道炎的发病率也有所升高。 |
| **妊娠** | 妊娠期体内性激素水平较平时明显升高，这会使阴道上皮细胞内糖原含量增加，增加阴道酸度，形成有利于念珠菌生长的环境。同时，妊娠可使细胞的免疫力下降，从而致病。 |

| 糖尿病 | ▶ | 患糖尿病后，体内糖代谢紊乱，血糖升高，阴道上皮细胞内糖原含量增加，同样使阴道内酸度增加，念珠菌宜于生长繁殖。 |
|---|---|---|
| 应用皮质类固醇 | ▶ | 长期应用皮质类固醇会使白细胞吞噬能力下降，减低机体免疫力；同时皮质类固醇还能使机体血糖水平升高，使霉菌性阴道炎发生的可能性增加。 |
| 应用免疫抑制剂 | ▶ | 会使机体免疫力下降，易患霉菌性阴道炎。 |
| 应用雌激素 | ▶ | 雌激素有使糖原在阴道上皮细胞内沉积的作用。这些糖原在阴道乳酸杆菌的作用下分解成乳酸，使阴道酸度增加，有利于念珠菌生长。 |
| 其他 | ▶ | 患严重疾病使抵抗力下降，或复合维生素B缺乏时，也容易发生霉菌性阴道炎。 |

# 阴道炎有哪些特点

阴道炎临床上以白带的性状发生改变以及外阴瘙痒灼痛为主要临床特点，性交痛也常见，感染累及尿道时，可有尿痛、尿急等症状。

# 常见的阴道炎症有哪些

| | |
|---|---|
| **主要有** ▶ | 滴虫性阴道炎、阴道假丝酵母菌病、细菌性阴道病、老年性阴道炎、婴幼儿阴道炎、非特异性阴道炎。有专家曾对 1181 例阴道炎进行研究，发现 41% 为细菌性，27% 为真菌性，24% 为滴虫性。<br><br>老年性阴道炎发生于绝经、卵巢切除或盆腔放射治疗后，其发病率据报道高达 98.5%。 |

# 为什么会出现外阴瘙痒的症状

外阴瘙痒是一种症状，可由各种不同病变所引起，但也可发生在外阴完全正常者，一般多见于中老年妇女。瘙痒使人坐卧不安，甚至干扰患者的工作与正常生活。有多种原因可以引起外阴瘙痒。

| | |
|---|---|
| **阴道炎** | 最常见的是念珠菌或滴虫阴道炎引起的瘙痒。其中，念珠菌引起的瘙痒最为严重，患者常夜不能寐，搔抓外阴。阴虱、疥疮也可致外阴瘙痒。蛲虫病引起的幼女肛周及外阴瘙痒常在夜间发作。 |
| **外阴白色病变** | 中老年患者多见，以奇痒为特征，伴外阴皮肤黏膜色素减退，变白。常因患者药物应用不当引起过敏，或化学品如肥皂、洗液的刺激引起外阴炎，导致瘙痒症状加剧。 |

**不良卫生习惯**

不注意外阴局部清洁，因皮脂、汗液、经血、阴道分泌物长期刺激，或尿、粪浸渍，可引起外阴瘙痒；经期使用卫生巾，平时穿不透气的化纤内裤，均可使局部长时间湿热郁积而诱发瘙痒。

**其他皮肤病变**

如擦伤、寻常疣、疱疹、湿疹、肿瘤等均可引起外阴瘙痒。

# 如何预防阴道炎

**切勿过度清洗阴道**

在正常的情况下，我们的阴道会自己保持酸碱值的平衡，因此尽量不要用清洁剂或是消毒药水来清洁阴道，也不要过度刷洗，这样不仅可能破坏阴道环境的平衡，也有可能造成阴道伤害。平时只要以温水冲洗即可。另外，如果觉得自己可能感染了阴道炎，也不要在看医师前，清洗阴道，以免将阴道中的原虫或是分泌物清洗掉，这样会让医师无法正确判断你所感染的菌种。

**穿着棉质透气的裤子**

平时尽量穿着棉质透气的内裤，并保持干爽。如果分泌物不多也可尽量避免使用卫生护垫，如果使用就一定要勤更换，以免滋生细菌。

**少吃刺激性食物**

正常情况之下，我们的天然免疫系统会自动去应付那些入侵的菌种，所以我们平时就要养成健康均衡的饮食习惯，少吃刺激性的食物，让免疫系统正常工作。

**切勿滥用抗生素**

使用抗生素一定要经过医师的同意。抗生素虽然可以杀死细菌，但是如果长期大量使用，会导致阴道正常菌群失调而助长霉菌的滋生，所以千万不要滥用抗生素。

**性生活正常、单纯**

许多阴道炎的感染都是通过性行为传递的，如果性伴侣过多，就会使感染的概率大大增加，所以只要性生活单纯，感染特定的阴道炎的概率就会大大减少。每次夫妻生活前应搞好个人卫生，尤其不能忽略男方生殖器官的清洁。同时应避免在月经经期过夫妻生活，各种阴道手术后也应该遵照医师的建议来确定可以开始有夫妻生活的时间。

**心情保持愉快**

保持心情愉快也是一种增强免疫力的好方法，平常的生活作息也要正常，这样才能让免疫系统正常运作。

## 阴道炎患者生活中应注意哪些问题

**1**

阴道炎是妇女的常见病、多发病，患者不必有心理负担，也不要自己乱用药，应该在医师指导下正确用药，定期复查，完成治疗的全部疗程，切忌半途而废。

**2**　寻找发病原因，减少复发或再次患病的可能。

**3**　保持外阴清洁干燥，尽量不搔抓外阴。每日清洗时水宜温不宜烫，以免损害外阴皮肤。每日换洗内裤，且内裤需单独清洗。毛巾、内裤、盆具等可用煮沸法消毒。不穿着化纤内裤。便前、便后均要洗手。

**4**　患病期间尤其是急性期时要避免性生活，如一定要发生性关系，应使用避孕套，以免传染对方；最好夫妻双方同时接受治疗。

**5**　调整饮食结构，多进食富含维生素的食品。患病期间尽量少食牛羊肉及辛辣食品，以免加重瘙痒症状。

**6**　保持心情愉快也是一种增进免疫力的好方法，另外日常的生活作息也要尽量规律，这样才能让免疫系统正常运作。

# 为什么阴道炎容易复发

**用药不规范，治疗不彻底**　一般阴道炎的治疗需要一定疗程，而瘙痒等症状的改善往往在用药后一两天就很明显，一些患者就此以为自己已经痊愈，而擅自停药，忽视医师关于坚持用药几天的嘱咐。还有一些患者不太在意用药后的复查，实际上，阴道炎一定要复查后才能确定是否治愈。

**夫妻双方未同时接受治疗**

女方通过性交将病原体传给丈夫，使丈夫成为带菌者，但男方由于生理结构不同于女性，所以并不一定会有明显的症状，如果仅女方治疗，而男方不治疗，病菌通过性生活在男女之间反复"传递"，导致女方阴道炎复发。

**卫生习惯不良**

人体自身就是某些病菌的携带者，如平时不注意卫生习惯，比如大便后擦拭时总是由肛门向尿道方向擦，则可能将某些病菌带入阴道，造成复发。

**抗生素适度使用**

经常使用抗生素，反复破坏阴道菌群间的制约关系，导致真菌生长旺盛，此类患者在服用抗生素的同时或应用抗生素治疗后，给予抗真菌的药物进行预防就很有意义。

**交叉感染**

不注意卫生，如内裤与袜子同时洗涤，使用卫生不标准的卫生巾或卫生纸，与别人共用洗浴盆等，造成病菌的交叉感染，导致复发。

**性伴侣传染**

男方患有泌尿道感染性疾病，如果没有治愈也是女性阴道炎复发的原因。

# 如何才能预防阴道炎复发

**1** 首先应去除病因。对复发者应检查原因，比如是否有糖尿病，是否长期应用抗生素、雌激素或类固醇激素等药物，是否经常穿着紧身化纤内裤，局部药物的刺激等情况，应尽量控制或消除这些诱因。

**2** 在初次发病时治疗要彻底，要根据医师的要求正确用药，有些情况还需要巩固治疗。治疗不彻底是造成阴道炎复发和难治的原因之一，治疗痊愈的标准是3个月经周期后复查白带均正常。

**3** 配偶同治。外阴阴道炎是通过性传播的疾病，患病妇女配偶的包皮皱褶、尿道、前列腺中也会有病原体寄生，如单纯女方治疗，男方就会成为感染源而导致复发。如果同房时使用避孕套可减少性伴侣间的相互感染。男方也要积极治疗自己的泌尿道感染。

**4** 注意个人卫生，保持外阴清洁、干燥，勤换内裤，外阴用具专人专用，用过的内裤、毛巾、面盆均应用开水烫洗；去公共厕所、游泳池、浴室等公共场所时要注意预防交叉感染。

**5** 增强机体的抵抗力，加强营养，锻炼身体，提高机体的免疫力，减少条件致病菌的发病机会。

# 婴幼儿阴道炎

## 婴幼儿为何会患外阴阴道炎

精液、月经、口服避孕药或是过量使用抗生素都会成为干扰已婚女性阴道 pH 的因素，减弱阴道的酸性保护，使微生物滋长，增加阴部受感染风险。一旦有特殊病原体侵入，即可引起炎症反应。婴幼儿不受这些因素影响，为什么也会发生外阴阴道炎呢？

婴幼儿时期由于卵巢功能不健全，内、外生殖器官都没发育成熟，阴道上皮菲薄、无皱襞，上皮细胞缺乏糖原，阴道酸度低，抵抗力差，因此容易受感染而引起阴道炎。另外，婴幼儿外阴常暴露在外，加上好动，易随处乱坐，且外阴易被尿液、粪便浸渍，因此婴幼儿阴道炎常和外阴炎并存。有时幼儿玩耍时往阴道内塞入异物，也容易并发阴道感染。再者，患病的母亲、保育员也可以通过被污染的衣物、手、盆具、毛巾等传染给孩子；也可由于外阴不清洁，如大便污染或直接接触污物引起；也有因蛲虫感染引起外阴炎而继发感染。常见的病原体为葡萄球菌、链球菌和大肠埃希菌，少数可因滴虫、霉菌或淋病双球菌引起感染。

## 幼女为什么也会得阴道炎

幼女外阴发育差，不能遮盖尿道口及阴道前庭，细菌容易侵入，加之女孩卵巢功能尚不健全，体内缺乏雌激素，外阴和阴道抵抗力低，而且女孩的处女膜开口相对较大，又邻近肛门，容易受污染而发生炎症。婴幼儿的阴道环境与成人不同：新生儿出生数小时后，阴道内即可检测出细菌，由于受母亲及胎盘雌激素的影响，阴道上皮内富含糖原，阴道 pH 低，为 4 ~ 4.5。此时，阴道内优势菌群为乳杆菌。

出生后 2 ~ 3 周，雌激素水平下降，阴道上皮逐渐变薄，糖原减少，pH 上升至 6 ~ 8，乳杆菌不再为优势菌，易受其他细菌感染。

如果女孩排便后，擦过肛门的卫生纸蹭到外阴，或未擦干净的粪便残留，污染内裤，会使粪便中的病菌进入外阴引起炎症。小儿常见的肠道寄生虫如蛲虫，也可以从肛门进入阴道引起感染。有的孩子出于好奇心或想解除外阴一些不适感，会将发卡、小铅笔头、小玩具之类的东西插入阴道内，如未能及时取出，长时间刺激或损伤阴道黏膜可引起炎症。爽身粉或香皂残留聚集在处女膜和阴唇沟内，肥皂和洗衣粉残留在内裤上，局部用药不当都会引起刺激或过敏性炎症。尼龙和人造纤维内裤对部分女孩也可引起过敏性炎症。小孩呼吸道或身体其他部位感染，女孩的双手可将病原体从已感染部位带到外阴。肥胖的女孩，外阴、大腿间的摩擦、潮湿受压或皮肤皱褶清洗不净，可发生皮损和感染。与家庭其他成员共用浴盆、浴巾、坐厕，或到公共游泳池游泳，都有可能使孩子感染上成人生殖器的炎症。近年发病率陡增的性病之一——淋菌性外阴阴道炎，在幼女中已有发现。母亲体内存在的一些致病因素，如单纯性疱疹病毒、霉菌以及滴虫，都可在胎儿经过产道或日常生活密切接触过程中，传染给女性新生儿。女婴先天性阴道直肠瘘等畸形则更容易发病。

# 如何预防婴幼儿外阴炎呢

婴儿要保持外阴清洁和干燥。小婴儿使用尿布，应选择纯棉质地，它柔软、透气好；不出门的时候最好不用尿不湿。大小便后及时更换尿布，每天坚持清洗外阴 1 ~ 2 次，特别要注意洗净，并轻轻拭干阴唇及皮肤皱褶处。擦洗时要注意自上而下拭净尿道口、阴道口及肛门周围。皮肤如有皲裂，应涂擦无刺激性的油膏。最后在外阴及腹股沟处薄而均匀地扑上滑石粉，以保持干燥。扑粉不宜过多，以免粉剂进入阴道，形成小团块而引起刺激。进入幼儿期，尽量不让孩子在地板上坐卧，尽早穿着封裆裤；衣服要柔软、宽松、舒适。重视大小便后的清洁，特别是小便后，应用柔软卫生纸拭擦尿道口及周围，并注意小便的姿势，避免由前向后流入阴道。此外儿童的浴盆、毛巾等要避免与大人的交叉感染。

一切预防措施都不可能确保万无一失。因此家长应经常观察女孩的外阴，发现异常或孩子自诉不适、搔抓外阴时，应及时到医院诊治，以免病情加重。

# 婴幼儿阴道炎有哪些症状

婴幼儿阴道炎，多发生在 2 ~ 9 岁的幼女，是女性婴幼儿的常见病。因阴道炎多伴有外阴炎，因此，常统称为婴幼儿外阴阴道炎。

其主要症状是外阴瘙痒，阴道分泌物增多。因大量分泌物刺激引起外阴痛痒，患儿哭闹、烦躁不安或用手搔抓外阴，通过手指及抓伤处，更进一步使感染扩散。外阴、阴蒂，尿道口、阴道口黏膜充血、水肿，有脓性分泌物。部分患儿伴有泌尿系统感染，出现尿急、尿频、尿痛。多由母亲发现婴幼儿内裤上有脓性分泌物而就诊，但也有可能在急性期被父母疏忽，或因症状轻微，至急性期后造成小阴唇粘连，粘连时上方或下方留有小孔，排尿时尿流变细或分道，尿由小孔流出。粘连的小阴唇有时遮盖阴道口及尿道口，粘连的上下方各有一裂隙，尿自裂隙排出，有时临床上误诊为生殖道畸形。阴道异物可引起阴道分泌物特多，且为血、脓性，有臭味。蛲虫所致的阴道炎，其外阴及肛门外有奇痒，阴道流出多量的稀薄的黄脓性分泌物。

# 婴幼儿外阴阴道炎如何诊断

婴幼儿外阴阴道炎常见于 5 岁以下幼女，多与外阴炎并存。由于婴幼儿解剖、生理特点，其外阴阴道容易发生炎症。

　　由于婴幼儿不能主动与医生合作，因此，给诊断带来一定的困难。医生需要有高度的耐心与细心向患儿母亲与相关人员详细询问病史。检查时手法要轻巧敏捷，有时为了获得满意的检查结果，需设法分散患儿的注意力，如边检查边与患儿交谈，使其腹壁放松。个别情况下，需要在全身麻醉下对患儿进行检查。

　　常用的几种检查方法：

**检查外阴**　　用食指和中指轻轻分开大阴唇，仔细观察外阴、尿道及阴道前庭等处。

**阴道窥镜检查**　　阴道窥镜检查，器械是膀胱镜，也可用支气管镜或鼻镜作阴道窥器。较大的女孩可采用特制的小型阴道鸭嘴器。通过上述窥器，可以比较清楚地看到宫颈情况，检查阴道上皮及分泌物有无异物；同时，用小棉棒取阴道分泌物做涂片用革兰染色，还可取分泌物做培养，并做药物敏感试验，如此便可确定病原菌。

**腹部双合诊检查**　　用左手中指及食指分开双侧大阴唇，以右手食指（较小幼儿进入食指有困难时，也可用小指）伸入患儿肛门与腹部，另一手互相配合触摸阴道内有无异物、子宫大小及盆腔情况。

本病的参考诊断标准如下：

● 临床表现

○症状：患儿哭闹不安，常用手搔抓外阴部。

○体征：外阴红肿痒痛，有大量分泌物，可呈脓性。阴道前庭黏膜充血、水肿或小阴唇粘连，尿道口或阴道口被遮盖，尿流变细，自小阴唇间小孔流出。如为阴道异物造成的外阴阴道炎，可见阴道分泌物增多，且为血性、脓性，伴有臭味。

● 实验室检查取分泌物涂片，用革兰染色查到致病菌；或做分泌物培养以明确致病菌，并注意除外滴虫或霉菌感染。

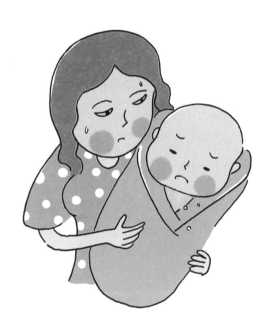

# 老年性阴道炎

## 什么是老年性阴道炎

老年性阴道炎也叫作萎缩性阴道炎，常见于绝经后的妇女。老年性阴道炎是因绝经后卵巢功能衰退，雌激素水平降低，阴道上皮变薄，抵抗力下降使细菌侵入而引起的阴道炎症。临床上以阴部瘙痒，有灼热感，白带增多，呈黄水样，有臭味为主要表现。

## 老年人为何会患阴道炎

老年人患阴道炎的主要原因是卵巢功能减退。进入绝经期的妇女卵巢萎缩变小，功能衰退，内分泌功能丧失，体内雌激素水平下降。由于缺乏雌激素，绝经期妇女的阴道变窄、变短，呈萎缩状态，阴道黏膜变薄，阴道上皮糖原量减少，阴道内 pH 增高，阴道局部抵抗力下降，导致细菌入侵繁殖从而引起炎症。

此外，手术切除双侧卵巢、卵巢功能早衰、盆腔放疗后、长期闭经、长期哺乳等导致雌激素水平下降均可引起本病发生。

## 老年性阴道炎的临床表现

外阴瘙痒、疼痛、灼热感，排尿时症状加重。白带增多，呈黄水状或脓性，有臭味。如黏膜表面有溃疡，白带可为血性或点滴出血。有些患者可有盆腔坠胀不适感。炎症常波及前庭及尿道口周围黏膜，引起尿频、尿痛或尿失禁等症状。

# 老年性阴道炎如何诊断

阴道分泌物增多及外阴瘙痒，有灼热感，阴道分泌物稀薄，呈淡黄色，严重者呈脓血性白带。

阴道、宫颈黏膜发红，上皮较薄，有小出血点，有时有表浅溃疡。

外阴有瘙痒或灼热感。

# 老年性阴道炎要做哪些检查

● 实验室检查

白带常规化验脓球阳性。

分泌物涂片进行微生物学检查，排除滴虫、假丝酵母菌感染。

涂片行革兰染色，查细胞内有无革兰阴性双球菌，并可做分泌物淋菌培养。

阴道 pH>4.5。

**5**　阴道上皮细胞检测卵巢功能。

**6**　聚合酶链反应，对感染性疾病进行基因诊断。

● 其他检查

**1**　宫颈分段诊刮，组织活检以排除生殖道恶性肿瘤。

**2**　宫腔镜检查有利于鉴别诊断。

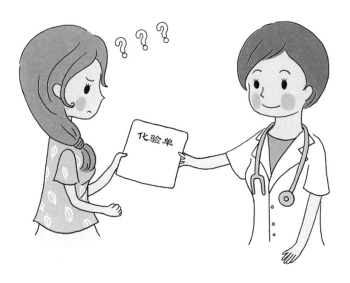

# 老年性阴道炎如何治疗

治疗老年性阴道炎的原则是增加阴道抵抗力，抑制细菌的生长。

**局部用药** ➤ 用 0.5% ～ 1% 的醋酸或 1% 的乳酸，也可以用 1:5000 的高锰酸钾溶液冲洗阴道，增加阴道酸度，抑制细菌生长繁殖。冲洗后应用抗生素如甲硝唑 200mg 或诺氟沙星 100mg，放于阴道深部，每天 1 次，7 ～ 10 天为 1 疗程。

**雌激素治疗** ➤ 针对病因给予雌激素制剂，可局部给药，也可全身给药。如：己烯雌酚 0.125 ～ 0.25mg，每晚放入阴道深部，7 天为 1 疗程；或 0.5% 己烯雌酚软膏；或妊马雌酮软膏局部涂抹，每天 2 次。全身用药可口服尼尔雌醇，首次 4mg，以后每 2 ～ 4 周 1 次，每次 2mg，维持 2 ～ 3 个月。对同时需要性激素替代治疗的患者，可每日给予妊马雌酮 0.625mg 和甲羟孕酮 2mg。需要注意的是，乳腺癌或子宫内膜癌患者应禁用雌激素制剂。

# 老年性阴道炎中西医结合治疗效果明显

**1** 局部可以短期应用雌激素软膏外涂，配合较长期的口服金匮肾气丸、知柏地黄丸、一贯煎等，以利患者提高抗病能力。

**2**　　局部按疗程应用抗生素软膏或粉剂，配合伍用清热解毒的中草药如蛇床子散外洗：百部、蛇床子、川椒、苦参各 30 克，明矾 15 克。煎汤坐浴，每日 1 次，5 ~ 10 天为 1 个疗程。

**3**　　治疗老年性阴道炎，可以局部应用雌激素，但建议以少用、短期用为原则。对患有雌激素依赖性肿瘤如乳腺及子宫的恶性肿瘤，或可疑有恶性肿瘤的患者均应禁用。这种情况用对证的中草药来治疗，无疑是患者的福音。

# 民间偏方验方

**1**　　枸杞根 30 克煎汤外洗，每日 1 次。

**2**　　仙桃树叶 120 克（干桃树叶 70 克），仙鹤草 6 克，蛇床子 20 克，苦参 30 克，枯矾 6 克，黄柏 20 克。煎汤外洗，每日 2 次，每次 30 分钟。

**3**　　白鲜皮 30 克，鸡血藤 30 克，首乌 30 克，生地 30 克，麻黄 9 克，红花 6 克，仙灵脾 15 克。上药用水煎 2 次，去渣，合并药液。坐浴，每日 2 次，每次 30 分钟。

**4**　　野菊花 30 克，金银花 30 克，淫羊藿 30 克，当归 15 克，紫草 30 克，黄柏 15 克，蛇床子 15 克，赤芍 15 克，丹皮 15 克，丝瓜叶 30 克，冰片 3 克。将上药水煎 2 次，药液合并，每日熏洗外阴 2 次。

# 老年性阴道炎患者应如何护理

**1** 预防老年性阴道炎，女性朋友要注意勤换内裤，内裤要宽松舒适，选用纯棉布料制作。

**2** 老年性阴道炎患者不要因外阴瘙痒就用热水烫洗外阴，虽然这样做能暂时缓解外阴瘙痒，但会使外阴皮肤更干燥、更粗糙，反而使瘙痒更明显。清洗外阴时宜使用温水，里面可以加少许食盐或食醋。

**3** 外阴出现不适时不要乱用药物。因为引起老年性阴道炎的细菌多为大肠埃希菌、葡萄球菌等杂菌，不像育龄期女性以霉菌性阴道炎、滴虫性阴道炎最多见，因此不要乱用治疗霉菌或滴虫的药物，更不要把外阴阴道炎当作外阴湿疹而乱用激素药膏，这样会适得其反。

**4** 平时注意卫生，减少患病机会。不要为了"消毒杀菌"就使用肥皂或各种药液清洗外阴。因为老年妇女的外阴皮肤一般干燥、萎缩，经常使用肥皂等刺激性强的清洁用品清洗外阴，会加重皮肤干燥，引起瘙痒，损伤外阴皮肤。

**5** 由于老年妇女阴道黏膜菲薄，阴道内弹性组织减少，因此过性生活时有可能损伤阴道黏膜及黏膜内血管，使细菌乘机侵入。解决方法：可以在性生活前将阴道口涂少量油脂，以润滑阴道，减小摩擦。

# 滴虫性阴道炎

## 什么是滴虫性阴道炎

　　滴虫阴道炎是常见的阴道炎，是由阴道毛滴虫所引起。阴道毛滴虫可活动，全长 15 ~ 20μm。滴虫生存能力强，能在 3 ~ 5℃ 的环境生存 2 天；在 46℃ 中能生存 20 ~ 60 分钟；在半干燥环境中能生存 10 小时；在普通肥皂水中也能生存 45 ~ 120 分钟。在 pH 5 以下或 7.5 以上的环境中则不生长。

　　隐藏在腺体及阴道皱襞中的滴虫常于月经前后得以繁殖，引起炎症的发作。滴虫不仅寄生于阴道，还常侵入尿道或尿道旁腺，甚至膀胱、肾盂以及男性的包皮褶、尿道或前列腺中。

## 滴虫性阴道炎的传染途径

直接传染

经性交传播。

间接传染

经公共浴池、浴盆、浴巾、游泳池、厕所、衣物、器械及敷料等途径传染。

# 什么情况下会得滴虫性阴道炎

滴虫性阴道炎是育龄期妇女非常常见的一种阴道炎症，在滴虫检查为阳性的患者中，真正有典型症状者不过30%，其余的则为无症状的带虫者。通常，健康女性中有一部分人阴道内就带有阴道毛滴虫，但并不引起炎性反应。可能是阴道内环境暂时不适合滴虫生长，也可能因为感染的虫株毒力不强所致。但是当阴道内环境发生改变，有利于滴虫生长时，就可能引起滴虫性阴道炎。

滴虫性阴道炎并不像霉菌性阴道炎那样，患者感觉瘙痒不适不太明显，而常常仅表现为白带增多或白带有异味，因此易被患者忽视或自己简单治疗一下了之，症状缓解后即认为病愈，从而造成更广泛的传播。

任何人都有可能被感染滴虫，而那些阴道酸碱度有改变或免疫力低下的人群则更易于感染。感染滴虫后患者能自愈者极少，即使治愈，还有可能下次再被感染。滴虫病的传染源就是那些带虫者和被污染的物体。

# 滴虫性阴道炎的传播途径

在国外，阴道滴虫病主要是通过性生活传播，因此将它归属于性传播疾病。在我国则以公共场所的传播为重要的途径。另外，家庭成员间互用洗浴盆、医源性交叉感染等等，也是导致滴虫间接传播的原因。母亲患滴虫后传染给新生儿也是有可能的。

# 滴虫性阴道炎有哪些症状

滴虫性阴道炎的潜伏期为 4 ~ 28 天。初期感染可无症状。病情严重时主要症状为白带增多、外阴瘙痒或灼痛。有些妇女阴道内虽有滴虫存在，但无任何症状，检查时阴道黏膜也没有发现异常，称为带虫者。

| | |
|---|---|
| **阴道分泌物增多** | 分泌物典型特点为稀薄脓性、黄绿色、泡沫状，有臭味。 |
| **外阴瘙痒** | 瘙痒部位主要为阴道口及外阴，间或有灼热、疼痛、性交痛等。 |
| **尿路感染症状** | 有尿急、尿频、尿痛，有时可见血尿。 |
| **引起不孕** | 阴道滴虫能吞噬精子，毛滴虫消耗阴道内上皮细胞中的糖原，阻碍乳酸生成，影响精子在阴道存活，导致不孕。 |
| **检查情况** | 检查见阴道黏膜充血，严重者有散在出血点，甚至子宫颈有出血斑点，形成"草莓样"宫颈，阴道后穹有大量白带，呈灰黄色稀薄液体或黄绿色脓性分泌物，常呈泡沫状。 |

# 如何诊断滴虫性阴道炎

　　根据患者的主诉、病史、临床表现和特有的黄绿色带泡沫的白带，以及阴道窥器检查，可见阴道及宫颈黏膜红肿，并有散在的出血点或"草莓状"突起，阴道 pH>5，即可以做出诊断。但有时患者的阴道分泌物并不如此典型，故仍需从阴道分泌物中查到阴道毛滴虫方能确诊。

无论是急性还是慢性滴虫性阴道炎，确诊都要借助实验室检查。患者在检查前不要做阴道冲洗或阴道上药，24 ~ 48 小时内不宜有性生活。

### 1. 生理盐水悬滴法

○特点：既快又简便。在有症状的病例中，其阳性率可达 80% ~ 90%。

○方法：先用消毒棉棒在阴道较深部位取少许分泌物，立即与已滴在玻片上的少量温生理盐水调和后镜检。如果找到活动的滴虫，即可确诊。

### 2. 滴虫培养

○特点：准确率很高，达 98% 以上。

○注意：检查时窥器不涂润滑剂，分泌物取出后应及时送检并注意保暖，否则滴虫活动力减弱，易造成辨认困难。

## 滴虫性阴道炎怎么治疗

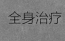 全身治疗

最常用的药物是甲硝唑，200mg，口服，每日 3 次，连续 7 天为 1 个疗程；或甲硝唑 400mg，每天 2 次，5 天为 1 个疗程。也可是 2g，单次口服。少数患者服药后出现恶心、呕吐、食欲下降等胃肠道反应，一旦发现后应停药。

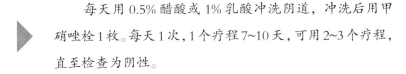

**局部治疗** ▶ 每天用 0.5% 醋酸或 1% 乳酸冲洗阴道，冲洗后用甲硝唑栓 1 枚。每天 1 次，1 个疗程 7~10 天，可用 2~3 个疗程，直至检查为阴性。

**注意再次感染和复发** ▶ 部分患者经治疗后可发生再次感染，或于月经后复发，治疗后需随访至症状消失。对症状持续存在者，治疗后 7 日复诊。对初次治疗失败的患者可以适当增加药物剂量及疗程。

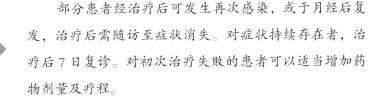

**妊娠期治疗** ▶ 美国疾病控制中心建议用甲硝唑 2g，单次口服；中华医学会妇产科感染协作组建议口服甲硝唑 400mg，每日 2 次，共 7 日。用药前应取得患者的知情同意。

# 治疗中的注意事项

- 滴虫性阴道炎主要由性行为传播，治疗期间，性伴侣需要同时服药。
- 治疗期间严禁性生活。
- 内裤及洗涤用毛巾应煮沸 5~10 分钟并在阳光下晒干，以消灭病原体。
- 服药期间应忌酒。
- 未婚女性以口服甲硝唑治疗为主，如确需阴道上药应由医护人员放入。
- 滴虫转阴后应于下次月经干净后继续治疗 1 个疗程，以巩固疗效。

# 滴虫性阴道炎患者日常应注意什么

**严禁去公共场所洗澡或游泳**

公共浴池或游泳池可能会有一些不洁细菌，这有可能使女性朋友感染此病或加重症状。已患此症的患者也不要去公共场所洗澡或游泳，以免将病菌传染给他人。

**注意卫生**

每日清洗外阴，勤换内裤。内裤、毛巾用后用开水煮沸消毒。

**切勿挠抓**

有外阴瘙痒等症状时，可用中药外阴洗剂坐浴，切勿用力抓挠，以免外阴皮肤黏膜破损，继发感染。

**停止性生活**

治疗期间应停止性生活，性伴侣应同时进行治疗。

**忌辛辣食物**

如辣椒、胡椒、咖喱等辛辣食物，或羊肉、狗肉、桂圆等热性食物。用甲硝唑治疗及停药 24 小时内禁饮酒。

**忌吃海产品**

虾、蟹、贝等海产品会加重瘙痒。

**勿吃甜腻食物**

这些食物会增加白带分泌，从而加重瘙痒。

# 外阴阴道假丝酵母菌病

## 什么是外阴阴道假丝酵母菌病

外阴阴道假丝酵母菌病是由假丝酵母菌引起的一种常见外阴阴道炎，曾被称为外阴阴道念珠菌病，也被称为霉菌性阴道炎。假丝酵母菌为条件致病菌，只有在全身及阴道局部免疫力下降时才会引发阴道炎症。常见发病诱因主要有妊娠、糖尿病、大量应用免疫抑制剂及广谱抗生素。

## 外阴阴道假丝酵母菌病是怎么得的

霉菌性阴道炎是人们习惯的说法，实际上是由假丝酵母菌引起的阴道炎，其中以白假丝酵母菌致病最多见。

假丝酵母菌是阴道内常住菌群，其繁殖、致病性和发病与否取决于许多因素。尤其是自身抵抗力降低以及阴道内环境的变化均可为真菌繁殖提供良好条件，除性传播外，尚有妊娠、避孕药、抗生素等原因可以引起假丝酵母菌大量繁殖并致病。

## 外阴阴道假丝酵母菌病的病因

免疫力低下  免疫力低下导致自身感染或内源性感染，使阴道内常住菌群大量繁殖。

| 糖尿病 | ▶ | 由于阴道上皮细胞中的糖原含量增多，使阴道内酸度增加，有利于假丝酵母菌的生长繁殖而发病。 |
| 长期应用抗生素 | ▶ | 长期应用抗生素使阴道内菌群失调，改变了阴道内微生物之间的相互制约关系。 |
| 穿紧身化纤内裤或肥胖 | ▶ | 内裤不透气或者患者肥胖可使会阴局部的温度及湿度增加，也易使假丝酵母菌得以繁殖而引起感染。 |
| 妊娠 | ▶ | 妊娠期的女性免疫功能会降低，加上孕妇的雌激素水平升高，使阴道上皮内糖原含量增加，阴道 pH 有所改变，因此，孕妇是外阴阴道假丝酵母菌病的高发人群。 |
| 性行为感染 | ▶ | 不洁的性行为是一个重要的感染途径。 |

# 外阴阴道假丝酵母菌病有哪些症状

**1** 外阴瘙痒、烧灼痛，严重时坐卧不宁，异常痛苦。还可伴有尿频、尿痛及性交痛。

**2** 部分患者阴道分泌物会增多，呈白色稠厚凝乳状或豆渣样。

3 外阴水肿、抓痕、表皮脱落。

# 脚癣（脚气）会引发本病吗

脚癣致病菌常为红色毛癣菌和石膏样癣菌引起的皮肤真菌感染。而本病主要是由白色念珠菌引起的黏膜真菌感染。因此他们之间关系不大。

# 去医院需要做哪些检查

### 1. 妇科检查

检查时可见外阴潮红、水肿，有成群存在的小丘疹、水疱或湿疹样糜烂，地图样红斑，可出现抓痕或皲裂；小阴唇内侧及阴道黏膜被白色膜状豆渣样分泌物覆盖，阴道黏膜高度充血、红肿，个别患者有溃疡形成。

### 2. 辅助检查

● 直接检查法

○特点：是临床最常用的检验方法，简便、快捷且阳性检出率为 60%。

○方法：用较长的消毒棉拭子取阴道、宫颈的分泌物或阴道壁上乳白色薄膜作为待检标本。显微镜下检查，可找到芽孢和真菌菌丝。

● 革兰染色法

○特点：此方法阳性检出率为 80%。

○方法：取分泌物涂片、固定后，革兰染色，置显微镜下观察，可见成群革兰染色阳性的卵圆形孢子和假菌丝。

● 培养法

如疑为假丝酵母菌性阴道炎，多次检查均为阴性，可做真菌培养。通常，如果患者有典型的临床表现，且在显微镜下见到芽孢和假菌丝即可做出诊断，不需再做培养。

● pH 测定

具有重要鉴别意义。若 pH>4.5，并且涂片中有多量白细胞，则提示有滴虫或细菌性阴道病的混合感染。

# 外阴阴道假丝酵母菌病怎么治疗

**局部及全身用药**

先用 2% 苏打水冲洗阴道及外阴，然后可用栓剂治疗，如克霉唑栓剂、制霉菌素栓剂、达克宁栓等，每天 1 次，2 周为 1 个疗程，可重复 2 ~ 3 个疗程，大多患者可一次治愈。

此病极易复发，对复发难治的可加用：①制霉菌素，口服，每次 50 万单位，每日 4 次。②氟康唑，口服 150mg/ 次，一次即可生效。③伊曲康唑，100mg/ 次，每日 2 次，连服 10 天为 1 个疗程。

**消除诱因**

若有糖尿病应给予积极治疗；及时停用广谱抗生素、雌激素及皮质类固醇激素。

**性伴侣要同时治疗**

约 15% 的男性与女性患者接触后患有龟头炎，对有症状的男性应进行假丝酵母菌检查及治疗，以避免女性重复感染。

复发要复诊 若症状持续存在或诊断后 2 个月内复发者，需再次复诊。

# 中医治疗本病的效验方

生殖器念珠菌病中医学属于带下病、阴痒病，治疗时常根据白带的量、色、气味及全身状况予以辨证施治，一般分为湿毒蕴结和肝肾不足两型来论治。

● 湿毒蕴结

○主要表现：带下量多，色黄白，如豆渣样，有臭味；或带下夹有血丝，阴部瘙痒，甚至红肿、溃烂，常伴尿频、尿急、尿痛，大便不爽，舌苔白腻，脉滑。

○治疗：宜清热除湿、解毒止痒。

○方药：茯苓 20g，猪苓、泽泻、车前子、茵陈、鹤虱、野菊花各 10g，白鲜皮 20g，蚤休、白花蛇舌草各 30g。

○用法：每日 1 剂，水煎 2 次后混合药液，早晚分服。

● 肝肾阴虚

○主要表现：反复发作，经久不愈，白带淡白或淡黄，量少，偶有瘙痒，伴见心烦口渴，手心发热等。

○治疗：滋补肝肾，杀虫止痒。

○方药：六味地黄汤加减。生地、山药、茯苓、蛇床子各 15g，丹皮、丹参、泽泻各 10g，山芋肉 20g，白花蛇舌草 30g。

○用法：每日 1 剂，水煎后混合药液，早晚分服。

# 日常生活中如何预防呢

| 1 | 糖尿病患者应把血糖控制在正常范围内。 |

| 2 | 合理使用抗生素。 |

| 3 | 穿棉质内裤，并且勤换，不穿紧身裤和化纤内裤。清洗外阴的毛巾和盆要单独分开。 |

| 4 | 除月经期外不要使用卫生护垫。 |

| 5 | 注意性生活不要过于频繁，房事前后用温水清洗外阴。 |

| 6 | 大便后擦拭的方向应由前至后，这样不会将肛门处的念珠菌带至阴道。 |

| 7 | 不要经常使用抗菌类的外用洁阴药品；不要随意冲洗阴道。 |

# 外阴阴道假丝酵母菌病为何会反复发作

国外资料显示，约75%的女性一生中至少患过一次外阴阴道假丝酵母菌病（又称为"霉菌性阴道炎"），其中40%～50%的患者经历过1次复发。发生率及复发率如此之高的原因很简单：女性的阴道 pH 多在 3.8~4.4 范围内，是一个偏酸性的环境，而且阴道内部温暖潮湿——这些造就了一个适合霉菌生长的环境，容易引发外阴阴道假丝酵母菌病，且易复发。

# 在饮食上要注意什么呢

霉菌性阴道炎是一种高发的妇科炎症，而且很容易反复发作，因此患了霉菌性阴道炎除了采取积极的治疗措施外，在饮食上还要忌口。

● 忌烟酒。

● 忌海鲜发物。腥膻之品，如虾、鳜鱼、黑鱼、带鱼、黄鱼、蟹等水产品可助长湿热，不利于炎症的消退。

● 忌甜腻食物。如猪油、肥猪肉、牛油、羊油、奶油等；高糖食物如糖果、甜点心、巧克力、奶油蛋糕等，这些食物有助湿增热的作用，会增加白带的分泌量，并影响治疗效果。

● 忌辛辣食品。辛辣食品包括辣椒、姜、葱、蒜等，多食易生燥热，使内脏热毒蕴结，出现牙龈肿痛，口舌生疮，小便短赤，肛门灼热，前后阴痒痛等症状，从而使本病症状加重。

● 注意饮食营养。宜多食新鲜蔬菜和水果，以保持大便通畅；多饮水；防止合并尿道感染。多食具有淡渗利湿功效的食物，如冬瓜、西瓜、赤小豆等有利于本病的康复。

# 细菌性阴道病

## 什么是细菌性阴道病

细菌性阴道病（BV）为阴道正常菌群失调所致的一种混合感染。是育龄期妇女最常见的阴道感染性疾病。是一种由阴道加特纳菌和一些厌氧菌的混合感染导致的阴道内微生态平衡失调，引起阴道分泌物增多，白带有鱼腥臭味及外阴瘙痒灼热的综合征。感染率在 15% ~ 30%，且易复发。可分为嗜血杆菌性阴道炎、棒状杆菌阴道炎、厌氧菌性阴道炎、加特纳菌性阴道炎等。本病也可通过性接触传染，在性关系混乱的人群中发病率较高。分泌物涂片检查可发现大量脓球，并找到致病菌。

## 细菌性阴道病是怎么得的

正常育龄妇女，在内分泌激素的作用下，阴道上皮细胞增生，其表层细胞含有丰富的糖原，非常有利于乳酸杆菌的生长，这种乳酸杆菌大量存在，它本身就能抑制其他致病菌的生长，在阴道形成一个正常的生态平衡。而当这种平衡被打乱，乳酸杆菌的生长被抑制，就会导致致病性厌氧菌大量繁殖最终引发细菌性阴道病。

由于菌群紊乱，阴道炎症并不明显，分泌物中白细胞减少，因此称细菌性阴道病（BV）比阴道炎更恰当。这与滴虫性阴道炎、老年性阴道炎等明显的阴道炎症不同。

# 引起细菌性阴道病的具体原因

| | |
|---|---|
| 性传递 | 　　频繁、混乱的性生活成为细菌性阴道病的主要传播途径。 |
| 间接接触感染 | 　　接触被细菌污染的公共厕所的坐便器、浴盆、浴池坐椅、毛巾，使用不洁卫生纸，都可以造成感染。 |
| 大量服用抗生素 | 　　抗生素改变了阴道的微环境，致病的细菌病原体大量繁殖，导致局部的细菌性阴道病发作。 |
| 过度讲究卫生 | 　　有些女性过于讲究卫生，经常用药用洗液来灌洗阴道，这样做很容易破坏阴道的酸碱环境。 |

　　危害：细菌性阴道病不但可诱发输卵管炎而引起不孕或宫外孕，而且还容易并发霉菌性阴道炎和滴虫性阴道炎。尤其值得重视的是孕妇感染后可引起胎膜早破、早产、低体重儿。而一旦胎儿受到直接感染，将易患新生儿肺炎、脑膜炎等，并可能带来各种后遗症。

# 细菌性阴道病有哪些症状

　　细菌性阴道病表现为阴道分泌物增多，且有泡沫，有特殊鱼腥臭味，在月经期或性交后加重，可伴有轻度外阴瘙痒或烧灼感。分泌物呈灰白色，均匀一致，稀薄。常粘附于阴道壁，但黏度很低，检查时可以很容易地将分泌物从阴道壁拭去。

　　阴道黏膜无充血的炎症表现。

# 细菌性阴道病的诊断标准

实验室检查对本病的诊断是十分必要的。单有白带增多而没有实验室检查是不能诊断本病的。实验室检查包括涂片、胺试验、培养法、生化法、荧光抗体法等。涂片法和胺试验是简单易于操作的实验室方法，对诊断很有帮助。有条件的可以做培养或荧光抗体法试验。

（1）均匀稀薄白色的阴道分泌物，常粘附于阴道壁。

（2）发现线索细胞。

（3）阴道分泌物 pH>4.5。

（4）胺臭味试验阳性。

以上 4 项中有 3 项阳性即可临床诊断为细菌性阴道病。

# 细菌性阴道病的诊断方法

| 涂片镜检 | ▶ | 取分泌物，做涂片，可找到线索细胞。 |
| --- | --- | --- |
| 胺试验 | ▶ | 取一滴 10%氢氧化钾溶液加入阴道分泌物中，可闻到有"鱼腥"样味道的胺释出，这是因为分泌物中胺的含量较高，遇碱后可放出"胺臭味"来。 |
| 培养法 | ▶ | 应先分离再做培养，可见到直径为 0.5 毫米的圆形、不透明、表面光滑的菌落。 |
| 生化法 | ▶ | 取阴道分泌液做生化测定，正常妇女乳酸盐量高，琥珀酸盐量低，而本病妇女测定值正相反。 |

| 荧光抗体法  | 涂片后用荧光抗体染色镜检。 |

# 细菌性阴道病怎么治疗

### 首选治疗方案

甲硝唑 400mg，每天 2～3 次，连服 7 天；或克林霉素软膏阴道涂药，每次 5g，每晚 1 次，连用 7 天；或 0.75％甲硝唑软膏，每次 5g，每天 2 次，共 7 天。口服与局部用药疗效相似。

甲硝唑是 BV 治疗的首选药物，有较强抗厌氧菌的活性，抗加特纳菌的活性，而无抗乳酸杆菌的活性。服用甲硝唑不能饮用酒精饮料，以免产生戒硫样作用。妊娠头 3 个月禁用甲硝唑，因可能有致畸作用。

### 乳酸杆菌疗法与乳酸杆菌制剂

主要用于阴道冲洗和制成栓剂置于阴道内。

### 性伴侣需要治疗吗

患细菌性阴道病虽与混乱的性生活有关，但对性伴侣给予治疗并不能改善治疗效果，降低本病复发率，因此，性伴侣不需接受常规治疗。

### 治疗后需要复诊吗

治疗后若症状消失，无需复诊。对症状持续存在或症状反复出现者，需要复诊。对妊娠合并细菌性阴道病者，治疗后需要随访。

# 细菌性阴道病的日常护理

● 阴部瘙痒时，不要用力抓搔，也不要用热水烫洗。可用洁尔阴清洗阴部，忌食辛辣厚味及烟酒，以免化湿生热。

● 一定要完成医生规定的治疗疗程。

● 妻子在炎症发作期，应禁止性生活。

● 一定要对毛巾和内裤进行充分消毒，煮沸 15 分钟，并放在阳光下晒干，平常也应放在通风、干燥的地方。避免重复感染。

● 坚持每天换内裤，而且最好穿宽松、棉质的，以保持阴道透气、干燥。

# 细菌性阴道炎的食疗保健

| | |
|---|---|
| 忌辛辣食品 | 辛辣食品 ( 辣椒、姜、葱、蒜等 ) 多食易生燥热，使内脏热毒蕴结，出现牙龈肿痛，口舌生疮，小便短赤，肛门灼热，前后阴痒痛等症状，从而使本病症状加重。 |
| 忌海鲜发物 | 腥膻之品，如黄鱼、带鱼、黑鱼、虾、蟹等水产品可助长湿热，食后能使外阴瘙痒加重，不利于炎症的消退，故应忌食。 |
| 忌甜腻食物 | 油腻食物如猪油、肥猪肉、奶油、牛油、羊油等，高糖食物如巧克力、糖果、甜点心、奶油蛋糕等，这些食物有助湿增热的作用，会增加白带的分泌量，并影响治疗效果。 |
| 忌烟酒 | 吸烟能使本病加重，酒能助长湿热，故应当禁忌。而且，酒酿、药酒等也不宜饮用。 |

注意饮食
营养

宜多食新鲜蔬菜和水果，宜多饮水，防止合并尿道感染。

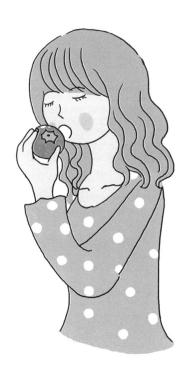

# 孕期阴道炎

## 孕期阴道炎有哪些特点

孕期由于激素水平的变化，阴道的酸碱度容易产生相应的变化，寄生在阴道区的细菌也随着环境的改变而发作，所以这期间容易患阴道炎。孕期阴道炎给孕妇带来了很多烦恼，很多孕妇担心孕期阴道炎会影响到胎儿的健康。一般分为阴道假丝酵母菌性阴道炎（霉菌性阴道炎），滴虫性阴道炎和细菌性阴道病。

## 孕期常见的阴道炎有三种

**霉菌性阴道炎**

孕期最常见的生殖系统疾病就是霉菌性阴道炎。女性怀孕后性激素水平高，加上阴道充血、分泌旺盛、外阴湿润等，创造了一个非常有利于霉菌生长的环境。

**滴虫性阴道炎**

由于孕期阴道酸碱度改变而发作。也可由直接或间接方式感染。

**细菌性阴道病**

国内有数据显示，孕妇中患病率为 12.5%，在妊娠期细菌性阴道病常可引起不良围产期结果，如胎膜早破、早产及剖宫产后或阴道产后子宫内膜感染等。

# 孕期阴道炎是怎么得的

引起孕期阴道炎的病原体不外乎两大来源。

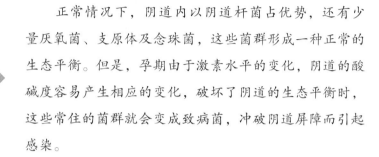

| 来自原本寄生于阴道内的菌群 | 正常情况下，阴道内以阴道杆菌占优势，还有少量厌氧菌、支原体及念珠菌，这些菌群形成一种正常的生态平衡。但是，孕期由于激素水平的变化，阴道的酸碱度容易产生相应的变化，破坏了阴道的生态平衡时，这些常住的菌群就会变成致病菌，冲破阴道屏障而引起感染。 |

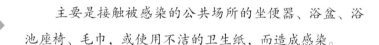

| 来自于外界的感染 | 主要是接触被感染的公共场所的坐便器、浴盆、浴池座椅、毛巾，或使用不洁的卫生纸，而造成感染。 |

# 孕期阴道炎有哪些症状

白带呈稀糊状或豆渣样，为灰白色、灰黄色或乳黄色，带有特殊的鱼腥臭味。外阴瘙痒，潮红或有抓痕。

# 孕期阴道炎对胎儿是否有影响

孕期患细菌性阴道病，如果细菌沿子宫颈上行，可能会导致胎膜早破，从而造成早产。在治疗方面，医生会根据症状轻重进行筛查、再根据产妇自身状况，来决定治疗措施。

# 孕妇阴道炎症用药是否会影响胎儿

患有阴道炎的孕妇应慎用口服药物。阴道用药只是局部用药、局部吸收、局部发挥作用，因此不会通过全身吸收再影响胎儿。另一方面，胎儿对致畸因子的最敏感期是孕初的 3 个月，在孕后期，器官的分化发育均已完成，就不存在致畸的危险性了。孕中后期的准妈妈只要按照药物说明书上的规定进行治疗，是不会影响优生的。

# 孕期常见阴道炎的治疗

### 1. 假丝酵母菌性阴道炎

一般来说，孕早期的 3 个月不需治疗。如果病情发展严重，孕 3 个月后可以酌情用药治疗，在分娩之前，通常都能治好。（但有时胎儿娩出后有眼睛或口腔的局部感染，可能就是分娩时胎儿经过产道被少量念珠菌感染引起的，妈妈们不用太担心，医生会及时对新生儿进行治疗。）

治疗孕期阴道假丝酵母菌性阴道炎时，选择正确的药物和用药方法很重要。口服药物有使胎儿致畸的危险，所以最好采用局部治疗，孕中晚期也可以使用制霉菌素栓剂局部治疗。若外阴瘙痒严重，不要搔抓或者用很烫的水擦洗，可以在局部用洗液湿敷。霉菌对干燥、紫外线以及化学制剂的抵抗力较强，但却惧怕高温。所以，最好每天更换内裤，并把换下的内裤用 60℃以上的热水浸泡或煮沸消毒。

### 2. 孕期滴虫性阴道炎

在孕前期的 3 个月之中，医生是不主张治疗的。之后，医生会根据轻重程度，对孕妇进行安全用药。妇科医生于后穹窿处取少量分泌物，经化验可查出滴虫。治疗滴虫病的特效药是甲硝唑，治疗时可采用局部治疗。

# 哪些药物孕期可以安全使用

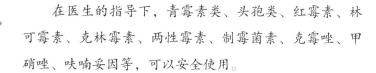

| 口服抗生素 | 在医生的指导下，青霉素类、头孢类、红霉素、林可霉素、克林霉素、两性霉素、制霉菌素、克霉唑、甲硝唑、呋喃妥因等，可以安全使用。 |
|---|---|
| 局部用药 | 要根据所患阴道炎的不同类型选择外用药，如制霉菌素栓、甲硝唑栓、保妇康栓、乳酸菌阴道胶囊等都是孕期可以安全使用的药物。 |

# 孕妇得了阴道炎日常应怎样护理

● 怀孕期间发现患上炎症不要过于惊慌，应该马上就医，并在医生指导下，根据病情轻重程度及时治疗，切不可盲目服药。

● 穿棉质内裤并每日更换，换下来的内裤应烫煮或在太阳下暴晒，避免重复感染。

● 怀孕后，阴道分泌物旺盛，要注意外阴清洁。性生活的卫生非常重要，同房前后都要清洗干净。在妻子炎症期间，严禁性生活。

● 准妈妈们不用有太大的负担，按正常规律作息，不要太累，尽量保持好心情。因为心理原因也会降低身体免疫力，使细菌乘虚而入。

● 不要用消毒剂或各种清洁剂频繁冲洗外阴和阴道。清洗阴部最好用清水，而不是各式各样的洗液。

# 4 第四章 宫颈炎

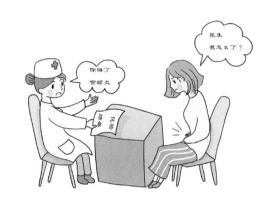

## 什么是宫颈炎

宫颈炎症是妇科最常见的疾病。正常情况下宫颈具有多种防御功能，但宫颈易受分娩、宫腔操作的损伤，而颈管内膜的柱状上皮层薄，抵抗力弱，易被病原体侵入而引起炎症。临床上最常见的是慢性子宫颈炎。

## 幼女或未婚女性的宫颈糜烂是病吗

幼女或未婚妇女有时也会出现宫颈呈红色、细颗粒状，形似糜烂的情况，但事实上并无明显炎症。这是宫颈管柱状上皮外移所致，属于非病理性宫颈糜烂。

## 宫颈息肉的形成原因是什么

子宫颈是子宫下端的部分，其内腔呈圆筒形或梭形，称为宫颈管。它的上端为宫颈内口，下端为外口。宫颈管表面有一层黏膜，由于慢性炎症的长期刺激，使得颈管黏膜不断增生、堆积，并且从黏膜的基底层向宫颈的外口突出，从而形成了息肉。息肉的根部大多附着在宫颈管内或宫颈的外口，一般比较小，直径多在1厘米以下，单个或多个。也有较大者，直径可达数厘米。有蒂，随着生长而突出于宫颈口外。息肉小的，则仍留在宫颈管，仅微现于宫颈口。息肉恶变率不高。

但由于炎症存在，息肉去除后仍会复发。

## 宫颈腺体囊肿形成的原因是什么

在宫颈糜烂愈合过程中，新生的鳞状上皮覆盖宫颈腺管口或伸入腺管，将腺管口阻塞。腺管周围的结缔组织或瘢痕压迫腺管，使腺管变窄甚至阻塞，腺体分泌物引流受阻，潴留而形成囊肿。检查时见宫颈表面突出多个青白色小囊泡，内含无色液。若囊肿感染，则外观呈白色或淡黄色小囊泡。

## 宫颈外翻的原因是什么

由于分娩、人工流产或其他原因发生宫颈损伤，宫颈口撕裂，未及时修补，致宫颈管内膜增生并暴露于外，即形成宫颈外翻。检查可见子宫颈口增宽，横裂或呈星状撕裂，宫颈管下端有红色黏膜皱褶，宫颈前、后肥大，但距离较远。

## 宫颈糜烂是如何愈合的

宫颈糜烂愈合过程中，柱状上皮下的基底细胞（储备细胞）增生，最后分化为鳞状上皮。邻近的鳞状上皮也可向糜烂面的柱状上皮生长，逐渐将腺上皮推移，最后完全由鳞状上皮覆盖而痊愈。糜烂的愈合呈片状分布，新生的鳞状上皮生长于炎症糜烂组织的基础上，故表层细胞极易脱落而变薄，稍受刺激又可使糜烂复发，因此愈合和炎症的扩散交替发生，不易彻底治愈。

# 急 性 宫 颈 炎

## 急性宫颈炎是怎么引起的

近年来，女性宫颈健康状况越来越令人担忧，发病率呈上升趋势，且向年轻化发展。其中宫颈疾病的发病率在 40%~50% 之间。急性子宫颈炎可由致病菌直接感染宫颈引起，也可继发于子宫内膜炎或阴道的炎症，主要见于感染性流产、产褥期感染、不洁性行为、宫颈损伤和阴道异物并发感染。

## 引发急性子宫颈炎的病因常为

急性宫颈炎过去并不常见，近年来随着性传播疾病的增加，急性宫颈炎已成为常见疾病。

分娩或流产时有可能造成宫颈裂伤，其后的继发感染是急性子宫颈炎的常见病因。此外，性生活过于频繁也可以增加宫颈感染的机会。

有些女性过于注意卫生，使用高浓度的酸性或碱性溶液冲洗阴道，殊不知这样会破坏阴道、宫颈组织，导致子宫颈炎和阴道炎。

急性滴虫性阴道炎、霉菌性阴道炎，或者细菌性阴道炎可同时引起急性宫颈炎症；淋病双球菌感染时也常出现急性淋菌性宫颈炎。

# 急性宫颈炎有哪些症状

急性宫颈炎的主要症状是白带过多，有时甚至是惟一的症状，呈脓性，或混有血。常伴有腰酸、腰痛、下腹部下坠感、性交痛、尿频、尿痛等症状。

妇科检查见宫颈黏膜充血、肿大，有脓性白带从宫颈口流出、量多，重者伴有糜烂、坏死、溃疡。并常与急性阴道炎、急性子宫内膜炎同时存在。

# 急性宫颈炎如何诊断

● 阴道分泌物增多。

● 宫颈充血、水肿、糜烂，有黏液脓性分泌物自宫颈管流出。

● 沙眼衣原体宫颈炎可见宫颈红肿、黏膜外翻、宫颈触痛，有接触性出血。

● 淋球菌感染者除上述宫颈病变外还可见尿道口、阴道口黏膜充血、水肿和多量脓性分泌物。

● 宫颈黏液革兰染色涂片中每个高倍视野有 30 个以上或每个油镜视野下有 10 个以上的中性粒细胞。

● 诊断的关键是明确病原体。

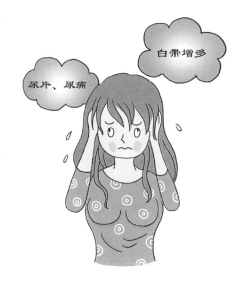

# 急性宫颈炎如何治疗

## 西医药治疗

治疗主要针对病原体。

对于单纯急性淋菌性宫颈炎主张大剂量、单次给药，常用药物有第三代头孢菌素、喹诺酮类及大观霉素。治疗衣原体药物有四环素类、红霉素类及喹诺酮类。

## 中医药治疗

● 湿热下注

○主症：带下量多，色黄白或夹血丝，质稠如脓，臭秽，性交痛或性交后阴道出血。或有小便频数，疼痛，阴痒，口苦咽干。小便短黄，舌质红、苔黄腻，脉滑数。

○治法：清热利湿止带。

○方药：猪苓、土茯苓、赤芍、丹皮、败酱草各15g，栀子、泽泻、车前子(包)、川牛膝各10g，生甘草6克。

○中成药：①妇炎平胶囊，每次4～6丸，每日2次，温开水送服。②子宫丸，每次9克，每日3次，饭后温开水送服。

---

● 脾肾两虚

○主症：带下量多，色白质稀，绵绵不断，有腥味，腰膝酸软，食欲不佳，大便稀溏，小腹坠痛，尿频，舌质淡、苔白滑，脉沉缓。

○治法：健脾温肾，化湿止带。

○方药：党参、白术、茯苓、生苡仁、补骨脂、乌贼骨各15g，巴戟天、芡实各10g，炙甘草6g。

○中成药：①止带丸，每次3～6克，每日2～3次，饭后温开水送服。②茸坤丸，每次6克，每日3次，温开水送服。

# 值得推荐的中药外治法

### 1. 宫颈敷药法

● 蒲公英、地丁、蚤休、黄柏各 15g，黄连、黄芩、生甘草各 10g，冰片 0.4g，儿茶 1g。研成细末，敷于宫颈患处，隔天 1 次。

● 双料喉风散。先擦去宫颈表面分泌物，再将药粉喷涂于患处，每周 2 次，10 次为 1 疗程。

● 养阴生肌散。清洁宫颈，将药粉喷涂于患处，每周 2 次，10 次为 1 疗程。

### 2. 阴道灌洗法

用野菊花、苍术、苦参、艾叶、蛇床子各 15g，百部、黄柏各 10g。浓煎成 20mL，进行阴道灌洗，每天 1 次，10 次为 1 疗程。

# 日常生活中的护理

● 治疗后 2 ~ 3 天，阴道会有较大量的血性样或黄水样分泌物排出，一般 3 周左右停止。阴道分泌物过多，感觉到不适时，可用温水或 1:5000 高锰酸钾液清洗外阴，早晚各 1 次。

● 平时要穿着全棉的内裤，勤换洗以保持外阴清洁。

● 经期暂停宫颈上药，治疗期间暂禁房事 1 ~ 2 个月。不要进游泳池游泳，以防交叉感染。

● 不要用高锰酸钾类溶液洗下身。经常用高锰酸钾液体，不仅会刺激和腐蚀外阴皮肤和阴道黏膜，还会吸收该处水分，造成阴部皮肤干燥。另外，健康女性阴道内生存着大量有益的阴道杆菌。它们能将阴道表皮细胞里储存的"糖元"分解成乳酸，杀死侵入阴道的病菌。如果长期使用高锰酸钾溶液，就会杀死大量阴道杆菌，使阴道失去酸性环境。

● 不要大量使用抗生素。市面上大多数妇科药品仍含有甲硝唑、克霉唑类抗生素，过多使用这类药品的直接后果就是使病菌产生耐药性，破坏阴道菌群间的制约关系，导致真菌生长旺盛，治疗周期不断延长，不断增加药品剂量，疾病得不到有效治疗。

# 用于调养的食疗药膳

### 1. 白果莲肉乌鸡

○原料：银杏（白果）6g，莲子15g，糯米50g，乌鸡1只。

○制法：先将银杏、莲子研末，乌鸡去毛及内脏，洗净后将药纳入鸡腹内，和米同入砂锅中，加水适量，慢火煮至鸡熟烂。

○功效：补虚养血，健脾止带。适用于下元虚损，带下量多，绵绵不断，或赤白带下等症。

○服法：食肉饮粥，顿服。

### 2. 山药莲子粥

○原料：山药90g，莲子15g，糯米50g。

○制法：山药洗净切片，与莲子、糯米共入锅加水适量，文火煮至米熟汤稠。

○功效：健脾补肾，祛湿止带。适用于脾虚肾亏，带下量多，色白质稀薄等病症。

○服法：上为1日量，每晨煮服，空腹顿服，可长期食用。

### 3. 首乌鸡蛋羹

○原料：何首乌50g，鸡蛋2个。

○制法：先蒸何首乌，取浓汁去渣，将鸡蛋打入搅匀，再上笼蒸熟。

○功效：补肾益精止带。适用于肾虚腰痛，白带清稀量多。

○服法：上为 1 日量，每天 1 次，连服 1 周。

---

### 4. 清宫止带粥

○原料：土茯苓 30g，薏苡仁 20g，山药 50g，粳米 100g。

○制法：先煎土茯苓，去渣取汁，再将后 3 味加入，煎熬成粥即可。

○功效：清热解毒，利湿止带。适用于子宫颈急、慢性炎症，症见带下量多，色黄味臭，伴小腹胀痛，或发热口渴者。

○服法：上为 1 日量，分早、晚温服，连服 1 周。

---

### 5. 山药甲鱼汤

○原料：鳖 ( 甲鱼 )1 只 (300 ~ 500g)，山药 50g，米醋、食盐适量。

○制法：将鳖杀死去内脏，洗净切块，以米醋炒之，加山药共放入砂锅内隔水炖，肉熟后放食盐适量即可。

○功效：健脾补肾，化湿止带。适用于体虚湿盛之白带量多，淋漓不断者。

○服法：上为 1 日量，食肉饮汤，隔日服 1 只，连服 5 剂。

---

### 6. 淮药芝麻酥

○原料：山药 250g，黑芝麻 10g，白糖 100g，食油少许。

○制法：山药削皮，切块，放入六成热的油锅内，翻炒至外硬中间酥软时捞出；将锅内放入少许油烧热，放入白糖，加适量水炼成米黄色汤汁，随即推入山药块，不停地翻炒，使山药外面全部包上糖浆，然后撒上芝麻，装盘即可。

○功效：健脾和中。化湿止带。适用于脾虚型带下，症见带下量多，色白质黏稠，绵绵不断者。

○服法：趁热食用，经常佐餐食。

### 7. 银杏鸡丁

○原料：银杏 200g，嫩鸡肉 500g，鸡蛋清 2 个，食盐、白糖、料酒、味精、葱适量，豆粉 10g，香麻油、汤适量。

○制法：鸡肉切丁，放入碗中，加蛋清、盐、豆粉拌和上浆；银杏去硬壳，下油锅爆炒至六成熟时，捞出剥去薄皮；油锅烧热，下鸡丁用勺划散，入银杏炒匀，至熟后捞出；将葱段炒熟，烹入料酒，入汤，加味精、食盐调料，放入鸡丁、银杏翻炒几下，勾芡，淋香油，再翻炒几下起锅装盘。

○功效：补虚祛湿，杀虫止带。适用于脾虚或下元虚惫，兼有湿热之带下证。

○服法：分顿食用。

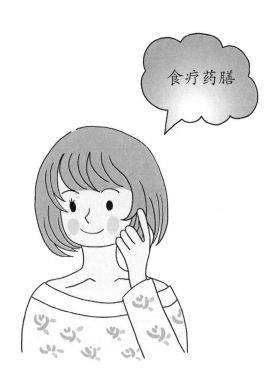

食疗药膳

# 慢性宫颈炎
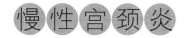

## 慢性宫颈炎是怎么得的

慢性宫颈炎是子宫颈部的慢性糜烂性或增殖性炎症，主要是因为急性宫颈炎没有及时治疗或治疗不彻底转变而来。也有部分患者没有患过急性宫颈炎，直接表现为慢性宫颈炎的情况。

临床主要表现为白带增多，呈乳白色或微黄色。慢性宫颈炎是常见多发病，但未婚妇女极少见。随年龄增长，发病率明显提高。主要是月经和性生活对宫颈的刺激所致。

慢性宫颈炎为一泛称，它包括宫颈糜烂、宫颈肥大和腺体囊肿。也有人把宫颈息肉、宫颈裂伤及外翻统统列入这一范畴。

注意：发现宫颈糜烂需除外宫颈病变，40 岁以上的妇女，应定期做宫颈涂片检查，必要时做宫颈活检以排除恶性病变。

## 慢性宫颈炎的病因

慢性宫颈炎常因分娩、流产或手术损伤了子宫颈，致病原体侵入而引起感染。病原体为葡萄球菌、链球菌、大肠埃希菌及厌氧菌。

# 慢性宫颈炎有哪些症状

● 白带增多，甚至是慢性子宫颈炎的惟一症状。

● 下腹或腰骶部经常出现疼痛，每于月经期、排便或性生活时加重。

● 尿频，排尿困难。

● 月经不调、痛经等。

● 妇科检查时可见子宫颈有不同程度的糜烂、肥大、充血、水肿，有时质较硬，有时可见息肉、裂伤及宫颈腺体囊肿。

# 慢性宫颈炎如何诊断

● 白带增多、黏稠，或成脓性，或带血丝。临床分为宫颈糜烂（轻度、中度、重度），以及宫颈息肉和宫颈腺滤泡囊肿，其中，以宫颈糜烂最多见。

● 阴道分泌物明显增多，或黄或红，或成脓性，气味腥臭。

● 伴性交疼痛，性交后阴道出血，下腹坠痛。

● 严重慢性宫颈炎患者有接触性出血，并可能导致不孕，结合阴道内窥镜的肉眼观察，即可诊断本病。

# 慢性宫颈炎分为哪几类

| 宫颈糜烂  | 最多见。宫颈外口处的宫颈阴道部外观呈颗粒状的红色改变。 |
| --- | --- |

| | |
|---|---|
| **宫颈息肉** ▶ | 宫颈外口赘生物，单个或多个，红色，常常呈舌状，质软而脆，易出血，多数蒂细长。 |
| **宫颈肥大** ▶ | 由于慢性炎症长期刺激，宫颈组织充血、水肿，使子宫呈不同程度的肥大，可比正常大 2 ～ 3 倍。其表面多光滑，宫颈组织变硬。 |
| **宫颈黏膜炎** ▶ | 宫颈阴道部外观光滑，宫颈外口有脓性分泌物堵塞，部分宫颈管黏膜增生向宫颈外口突出，宫颈口充血，宫颈肥大。 |
| **宫颈腺囊肿** ▶ | 宫颈表面突出的多个青白色小囊泡，内含无色黏液。 |
| **子宫颈裂伤及外翻** ▶ | 子宫颈裂伤多发于分娩、流产或子宫颈扩张术，侧裂最常见。若子宫颈两侧均有裂伤，因瘢痕收缩使子宫颈前后唇的内膜向外翻出。另外，子宫颈外口松弛，宫颈内膜受阴道分泌物刺激而过度增生也会翻出。 |

# 慢性宫颈炎（宫颈糜烂样改变）的物理治疗方法

物理方法目前是治疗宫颈糜烂疗效较好、疗程最短的方法。适用于糜烂面较大和炎症浸润较深的病例。一般只需治疗 1 次即可治愈。

电凝法

将整个糜烂面熨平，故又称电熨。电熨后创面喷洒呋喃西林粉或涂以金霉素甘油。

冷冻法

是一种超低温治疗方法，优点是操作简单，术后很少发生出血及宫颈管狭窄。缺点是术后阴道排液多。

激光治疗

是一种高温治疗方法，在治疗上有消炎、止痛及促进组织修复的特点，治疗时间短，治愈率高。

# 慢性宫颈炎（宫颈糜烂样改变）常用的药物治疗

局部阴道灌洗

灌洗可用 1:5000 高锰酸钾溶液，1:1000 新洁尔灭溶液，1% 醋酸溶液或 0.5% ～ 1% 乳酸溶液。

局部上药

局部应用氯考片（氯霉素 250mg 与泼尼松 5mg 制成片），每晚或隔晚放于阴道深部，连用 10 次为 1 个疗程，其效果与一般消毒药剂灌洗不相上下，可根据情况选用。

# 慢性宫颈炎的手术治疗方法

采用手术治疗一般会一劳永逸，结痂面愈合好的，日常注意饮食及卫生习惯，可再次避免患有慢性宫颈炎。

# 中医对慢性宫颈炎可分型治疗

| 脾虚型 | 肾阳虚型 | 肾阴虚型 | 湿热型 |
|---|---|---|---|
| 治以益气健脾，除湿止带。方用完带汤。药用白术、山药各30g、人参6g、白芍15g、苍术、车前子(包)各10g，甘草3g，陈皮、黑芥穗、柴胡各2g，若带下绵绵不断者，加金樱子15g、芡实10g、龙骨15g以固涩止带；若伴有小腹冷痛，加艾叶、乌药各10g以温经散寒。 | 治以温补肾阳，固涩止带。方用右归丸加减。药用熟地、鹿角胶、菟丝子、制附子、补骨脂、黄芪各10g，杜仲、肉桂6g。若大便溏薄者，可在上方中加肉豆蔻15g以温肾止泻。 | 治以滋补肾阳，清热止带。方用知柏地黄汤。药用山萸肉、山药、泽泻、丹皮、知母、黄柏各10g，茯苓、熟地、枸杞子各12g，若带下量多，加芡实15g、乌贼骨10g固涩止带。 | 治以清热利湿止带。方用易黄汤加味。药用山药18g，芡实、黄柏、车前子(包)、白果、丹皮、茵陈各10g，牛膝6g。若有脾虚者，加黄芪30g，炒白术10g以健脾益气。 |

# 中医治疗慢性宫颈炎的外治方法

● 墓头回、连翘各60g，枯矾30g，将上药共研成细粉备用。用时将阴道分泌物擦净，将药粉约1g放在消毒棉球上，送入阴道，紧贴宫颈，一般3天上药1次，

3 次为 1 个疗程。

● 金银花、甘草等量，将药物研成细粉备用。用时先清洁阴道分泌物。用消毒棉团蘸药粉，塞入阴道，第 2 天取出，连用 7 次为 1 个疗程。此外，也可将西瓜霜或双料喉风散等喷涂于宫颈，治疗慢性宫颈炎。

● 熏洗法处方：野菊花、紫花地丁、半枝莲、丝瓜络各 30g，将几味药同煎，熏洗阴部，每日 1 次，7 天为 1 个疗程。

● 阴道冲洗法：刘寄奴、蒲公英各 60g，败酱草、山慈菇、黄柏、苦参、金银花各 30g，白花蛇舌草 100g，将上药加水煎取 1000mL，放入冲洗瓶内，药液温度降至 20 ～ 30℃时，灌洗宫颈，每天 1 次。

# 慢性宫颈炎的日常护理

● 保持外阴清洁，常换内裤，内裤应选用纯棉织品，以防止炎症发生。

● 在手术后 1 个月内，于月经干净后定期到医院复查，以了解创面愈合情况。

● 在创面尚未完全愈合期间 ( 手术后 4 ～ 8 周 ) 应避免盆浴、性交及阴道冲洗。

● 慢性子宫颈炎病程较长，患者要主动配合医生坚持治疗。

● 慢性宫颈炎，尤其是宫颈糜烂在治疗前应先做宫颈刮片，以排除早期宫颈癌。

● 保证休息，多食水果、蔬菜及清淡食物。

● 久治不愈者，必要时可接受手术治疗。

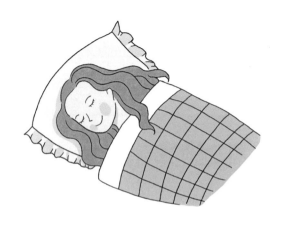

# 慢性宫颈炎日常生活应注意些什么

● 保证休息，多食水果蔬菜及清淡食物。

● 保持外阴清洁，常换内裤，内裤宜柔软，选用纯棉或丝织品，防止炎症发生。

● 慢性宫颈炎病程长，治疗的时间也往往较长，要树立信心，主动配合治疗。

● 慢性宫颈炎，尤其是宫颈糜烂在治疗前应先做宫颈刮片，排除早期宫颈癌。

● 久治不愈者，必要时可接受手术治疗。

● 手术治疗后，在创面尚未完全愈合期间(手术后4～8周)应避免盆浴、性交及阴道冲洗等。

● 在手术后1～2个月内，于月经干净后定期到医院复查，以了解创面愈合情况及治疗效果，有的病情较重需要多次治疗才能彻底治愈。

# 慢性宫颈炎饮食禁忌

| 忌食辛辣煎炸及温热性食物 | 忌辛辣、煎炸食物如辣椒、茴香、花椒、洋葱、芥末、烤鸡、炸猪排等；温热食物如牛肉、羊肉、狗肉等。忌海鲜发物如海鱼、螃蟹、虾、蛤蜊、毛蚶、牡蛎、鲍鱼等，这些水产品均为发物，不利于炎症消退。 |
|---|---|
| 忌甜腻厚味食物 | 过于甜腻的食物如糖果、奶油蛋糕、八宝饭、糯米糕团、猪油及肥猪肉、羊脂、蛋黄，这些食物有助湿的作用，会降低疗效，使病情迁延难治。 |
| 忌饮酒 | 酒属温热刺激食物，饮酒后会加重湿热，使病情加重。 |

**走出误区**

# 宫颈糜烂和宫颈炎有没有区别

宫颈糜烂是慢性宫颈炎的局部特征之一，宫颈糜烂一旦发生，经常会出现白带增多，并且较为黏稠，有的时候还会有异常气味，偶尔也会出现脓性、血性白带。腰酸、腹痛、腹部坠胀感也很常见。而且在性生活的时候，还会出现接触性出血。通常可以使用药物治疗、物理因子治疗等方法。

# 宫颈炎会导致不孕吗

宫颈炎常可因为以下情况影响怀孕：

● 宫颈的分泌物增多并混有大量的白细胞及致病菌，使阴道正常生理环境受到破坏，精子的活动力受到限制，存活时间缩短。

● 宫颈黏膜由于炎症刺激增生，可长出息肉堵塞子宫颈口，直接影响精子的顺利通过。

● 子宫黏液黏稠，妨碍精子的正常运动。

宫颈炎与不孕之间有一定的相关性，但无绝对的必然性。只要经过正确的治疗，等宫颈炎痊愈或好转，怀孕是很有可能的。

# 5 第五章 盆腔炎

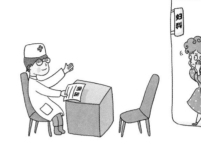

## 盆腔炎是怎么回事

女性内生殖器（如子宫、输卵管、卵巢等）及其周围的结缔组织，和盆腔腹膜发生的炎症，都称为盆腔炎。

在盆腔器官炎症中，以输卵管炎最常见，由于解剖部位相互邻近的关系，往往是输卵管炎、卵巢炎、盆腔腹膜炎同时并存且相互影响。输卵管和卵巢的炎症又称为附件炎。

## 盆腔炎有哪些特点

● 盆腔炎发病时，小腹两侧或一侧会有持续或间歇性的牵拉痛、坠闷感。初发时，只略有隐痛或不适，月经来潮时症状加重，故常为人们所忽视，并误以为是生理周期的正常反应。此病未婚、已婚女性均可发生。

● 盆腔炎可使输卵管闭锁，导致不孕。更为不好的后果是导致卵巢无法发挥正常的生理功能，造成内分泌失调，使女性的第二性征弱化消失。

## 盆腔炎有哪些症状

盆腔炎分为急性和慢性两种。

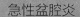 

| | |
|---|---|
| **急性盆腔炎** | 症状明显，以急性下腹痛为主，伴有发热。 |
| **慢性盆腔炎** | 有程度不同的腹痛，或小腹坠胀和牵扯感，时轻时重，伴有白带增多、腰痛、月经失调等症状。 |

尤其是输卵管的慢性炎症，时间久了可导致输卵管纤维化、增粗且阻塞不通，还可与周围组织粘连。如输卵管两端闭塞，可形成输卵管积水，积水穿入到粘连于一起的卵巢中，形成输卵管卵巢囊肿。易造成不孕或宫外孕。

# 盆腔炎就诊前准备

在家洗净外阴部，看病前要排空小便，清楚自己末次月经的日期。

# 去医院要做哪些检查

| | |
|---|---|
| **尿常规检查** | 明确体内的激素水平是否存在异常情况；也可检查出是哪种病菌引起的。 |
| **B 超检查** | 一般来说，B 超检查无异常发现，除非有输卵管积水或形成输卵管卵巢囊肿时，超声检查可发现包块。 |
| **分泌物检查** | 急性盆腔炎检查时可见白带呈脓性或均质性黏液状，附件多有压痛及触痛，有时可有输卵管、卵巢粘连的炎性包块。 |
| **腹部触诊** | 一般妇科检查时见子宫后屈，活动差，有压痛。如果有炎性包块形成，检查时可在宫旁或子宫后方触及包块，活动不良，有压痛。 |

# 自己在家也可以检查外阴的方法

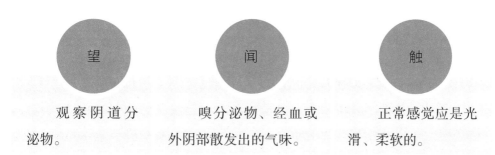

观察阴道分泌物。

嗅分泌物、经血或外阴部散发出的气味。

正常感觉应是光滑、柔软的。

## 盆腔炎的诊断标准

急性盆腔炎常有发热、寒战、下腹剧痛等。慢性盆腔炎有程度不同的腹痛，或小腹坠胀和牵扯感，时轻时重，劳累的时候或月经前后发作，伴有白带增多、腰疼、月经失调等症状。根据查体可确诊，有输卵管积水或形成输卵管卵巢囊肿时，超声检查可发现包块。

## 盆腔炎的治疗方法

### 1. 药物治疗

● 抗生素治疗。对于症状明显的患者首先应选用抗生素来治疗。常用的药物有青霉素、庆大霉素、甲硝唑等。

### 2. 物理疗法

温热的良性刺激可以促进盆腔的血液循环，改善局部组织的营养状态，以利于炎症的吸收和消退。常用的物理治疗有短波、超短波、红外线、音频、离子透入等。但体温超过 37.5℃或患生殖器结核时不能做理疗。

### 3. 组织疗法

如胎盘组织液、胎盘球蛋白，肌内注射，每日或隔日 1 次，15 次为 1 个疗程。

### 4. 手术治疗

因炎症引起的较大的输卵管积水或输卵管卵巢囊肿，可行手术治疗。对于输卵管阻塞造成不孕者，可行输卵管整复手术。对反复急性发作的慢性输卵管卵巢炎、盆腔腹膜炎，经药物治疗效果不理想，患者深感痛苦。如患者年龄较大，可以考虑手术治疗。

# 盆腔炎的护理

● 患急性盆腔炎或急性发作期间，要减少同房次数，防止病情加重，治疗期间，应禁止同房。

● 慢性盆腔炎治疗需要较长时间，除了用药物外，特别要改善全身状况增强免疫力。

● 日常生活中，应加强锻炼，不但可以改善免疫力，还会使身心愉悦。

● 如有避孕环可以考虑把避孕环取出。

● 加强经期、产后、流产后的个人卫生，勤换内裤及卫生巾，避免受风寒，不宜过度劳累。

● 经期避免性生活。

● 盆腔炎容易导致身体发热，所以要注意多喝水以降低体温。

● 尽量避免不必要的妇科检查，以免扩大感染，引起炎症扩散。

# 盆腔炎的饮食宜忌

**宜**

● 多吃瘦肉、蛋、黄豆等高蛋白食物，以提高免疫力。

● 多吃蔬菜、水果、全谷类、全麦面、糙米、燕麦等食物。摄入足够的高纤维食物，可促进动情激素排出，增加血液中镁的含量，可调整月经和镇静神经。

● 多吃含钙高的食物如牛奶、小鱼干等。

● 月经量较多的女性，应多摄取菠菜、蜜枣、红菜（汤汁是红色的菜）、葡萄干等含铁量多的食物，以利补血。

**忌**

● 少喝咖啡、茶、可乐、巧克力这些含咖啡因的饮品。

● 不要喝酒，并且注意禁食生冷食物。

● 少吃刺激的辛香料、碳酸饮料、酒精等食品。

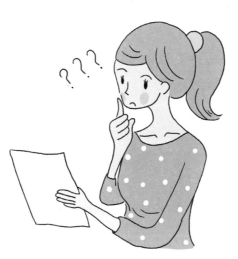

盆腔炎诱因

# 急性盆腔炎

急性盆腔炎多见于有月经，性活跃的妇女。炎症可局限于一个部位，也可同时累及几个部位，盆腔炎分急性和慢性两类，急性盆腔炎主要包括急性子宫内膜炎，急性输卵管炎、急性输卵管卵巢脓肿、急性盆腔腹膜炎，急性盆腔结缔组织炎。急性盆腔炎发展可引起弥漫性腹膜炎、败血症，感染性休克，严重者可危及生命。在急性期如果不能得到彻底治愈，很容易转为慢性盆腔炎，往往经久不愈，并可反复发作。

## 急性盆腔炎的病因是什么

● 产后或流产后感染：分娩后产妇体质虚弱，宫口未完全关闭，病原体侵入宫腔，容易引起感染；流产过程中阴道流血时间过长，或有组织残留于宫腔内，或手术无菌操作不严格，均可发生急性盆腔炎。

● 宫腔内手术操作后感染：如刮宫术，输卵管通液术，子宫输卵管造影术，宫腔镜检查等，由于手术消毒不严格引起感染或术前适应证选择不当，如生殖器原有慢性炎症，手术后引发急性发作并扩散。

● 经期卫生不良：使用不洁的月经垫，经期性交等，均可使病原体侵入而引起炎症，上述感染的病原体以下生殖道内源性菌群的病原体为主，如葡萄球菌，链球菌，大肠埃希杆菌，厌氧菌等。

● 感染性传播疾病：不洁性生活史，过早性生活，多个性伴侣，性交过频者可致性传播疾病的病原体入侵，引起盆腔炎症，常见病原体为淋病奈瑟菌，沙眼衣原体或合并有需氧菌，厌氧菌感染。

● 邻近器官炎症直接蔓延：例如阑尾炎，腹膜炎等，以大肠埃希杆菌为主。

● 慢性盆腔炎急性发作。

● 宫内节育器：一是在放置宫内节育器10天内可引起急性盆腔炎，此时的感染以需氧菌及厌氧菌为主；二是在长期放置宫内节育器后继发感染形成慢性炎症，有时可急性发作。

# 急性盆腔炎有哪些症状

● 发病时下腹痛伴发热，若病情严重可有寒战、高热、头痛、食欲不振。

● 月经期发病可出现经量增多、经期延长，非月经期发病可有白带增多。

● 检查时患者呈急性病容，体温高，心率快，下腹部有肌紧张、压痛及反跳痛。

盆腔检查：阴道有大量的脓性分泌物，穹窿有明显触痛，子宫及双附件有压痛、反跳痛，或一侧附件增厚。

# 去医院需要做哪些检查

血常规，尿常规，血沉，C反应蛋白，宫颈管分泌物及后穹窿穿刺物检查。

# 急性盆腔炎如何诊断

● 近期内有流产、分娩、妇科手术或慢性盆腔炎史及月经期处理不当病史。

● 寒战、高热，体温超过38℃，头痛、精神不振、食欲差，以及下腹疼痛、白带增多等表现。

● 腹肌紧张，下腹压痛伴有或者不伴有反跳痛，内诊子宫增大，有压痛、盆腔包块、脓肿，宫颈举痛或子宫压痛或附件区压痛等。

● 宫颈或阴道异常，黏液性脓性分泌物。

● 白细胞总数及分类增高，红细胞沉降率升高，C反应蛋白升高。

# 急性盆腔炎治疗中需要注意什么

### 1. 治疗贵在坚持

正确的抗菌治疗疗程应该坚持1～2周。

急性盆腔炎最主要的问题是"炎"，炎症最怕的恰恰就是抗"炎"治疗不彻底。急性盆腔炎症状明显，有较剧烈的下腹痛和腰痛，并伴不同程度的发热，有时还是高热，因此，通常在刚发病时求医心切，而当抗菌药物使用了2～3天，大部分症状得到明显缓解时，有相当一部分患者就误以为没有什么大碍了，最终没有坚持完成规范的治疗疗程。殊不知，这种不彻底的治疗将导致一部分致病菌潜伏在盆腔组织，一旦体内抗菌药物浓度降低或机体抵抗力下降时，细菌就伺机繁殖，引起盆腔内输卵管、卵巢等部位反复出现不同程度的炎症反应，最终发展为慢性盆腔炎。

### 2. 急性盆腔炎自行买药治疗不靠谱

有些急性盆腔炎是由于慢性盆腔炎急性发作所引起的，在反复发作的慢性病程中，很多人认为以前用过的药物肯定有效，因此常常在出现慢性盆腔炎症状时，自己购买类似品种的抗菌药物服用，用法也不规范，从而导致体内致病菌对多种抗菌药物产生耐药性，等到盆腔炎急性发作时，再次用药就有可能出现药物奏效慢或无效的问题。要预防这种情况，必须坚持在医生的指导下，规范地服用抗菌药物，以免出现无药可用的尴尬局面。

## 中医辨证分型治疗

| 类型 | 临床表现 | 妙方 |
|------|----------|------|
| 冲任虚寒型 | 小腹冷痛，喜暖喜按，带下量多色白质稀，畏寒肢冷，舌质淡，苔薄白，脉沉细 | 温经丸：每次1丸，每日2次，温开水送服 |
| 热毒型 | 高热，寒战，头痛，小腹疼痛，带下量多如脓，臭秽，尿黄便秘，舌质红，苔黄，脉滑数或弦数 | 野菊花栓：外用，每次1粒，肛门给药，一日2次 |
| 瘀血阻滞型 | 下腹持续疼痛拒按，或经行不畅，或量多有块，舌紫暗，或有瘀斑瘀点，苔薄，脉沉弦或涩 | 妇女痛经丸：每次9g，一日2次，温开水送服 |
| 湿热型 | 低热，小腹疼痛灼热感，口干不欲饮，带下量多色黄质稠，或赤黄相兼，舌质红、苔黄腻，脉滑数 | 金鸡胶囊：每次4粒，一日3次，温开水送服 |
| 湿热瘀滞型 | 小腹胀痛，口苦口干，带下黄而稠，小便混浊，大便干结，舌暗红，苔黄或白，脉弦或弦数 | 妇宝冲剂：每次20g，一日2次，开水冲服 |

## 日常养护应注意的问题

● 杜绝各种感染途径，保持会阴部清洁、干燥，每晚用清水清洗外阴，做到专人专盆。勤换内裤，穿着棉质的内裤。

● 月经期、人流术后及上环、取环等妇科手术后阴道有流血，一定要禁止性生活。

● 被诊为急性或亚急性盆腔炎的患者，一定要遵医嘱积极配合治疗。患者可平卧或半卧位休息，以利炎症局限化和分泌物的排出。

● 发热患者在退热时一般出汗较多，要注意保暖，避免吹空调或直吹对流风，出汗后应更换衣裤，保持身体的干燥。

● 要注意观察白带的量、质、色、味。白带量多、色黄质稠、有臭秽味者，说明病情较重，如白带由黄转白（或浅黄），量由多变少，味趋于正常（微酸味）说明病情有所好转。

● 急性或亚急性盆腔炎患者要保持大便通畅，并观察大便的性状。若见大便中带脓或有里急后重感，要立即到医院就诊，以防盆腔脓肿溃破肠壁，造成急性腹膜炎。

● 要注意饮食调护，加强营养。发热期间宜食清淡易消化饮食，可以多喝一些梨汁、苹果汁或西瓜汁，但不可冰镇后饮用。白带色黄、量多、质稠的患者中医辨证多属湿热证，应忌食煎烤油腻、辛辣之物。小腹冷痛、怕凉，腰酸疼的患者，属寒凝气滞，应吃些温热性食物如姜汤、红糖水、桂圆肉等。烦热、腰痛者多属肾阴虚，可以多吃点肉蛋奶类，以滋补强壮。

● 做好避孕工作，尽量减少人工流产术的创伤。

# 盆腔炎治疗中有哪些要注意的

● 注意个人卫生与性生活卫生，严禁经期房事，平时保持外阴、阴道清洁，积极治疗阴道炎、宫颈炎、阑尾炎等，防止人工流产及分娩后感染。

● 盆腔炎治疗务必彻底，以免转为慢性盆腔炎。

● 平时应注意劳逸适度，以防慢性盆腔炎复发。

● 积极治疗阴道炎、宫颈炎等妇科炎症性疾病，必要时手术治疗。

● 进食清淡饮食，避免生冷、辛辣刺激品，多饮水。清洁要适度，不能自行用药，治疗贵在坚持。

# 慢性盆腔炎

慢性盆腔炎是指女性内生殖器及其周围结缔组织、盆腔腹膜的慢性炎症。常因为急性盆腔炎未彻底治疗，在患者体质较差的情况下，急性盆腔炎的病程迁延及反复发作，造成慢性盆腔炎。但是也有可能没有急性盆腔炎病史，而直接罹患慢性盆腔炎的。

## 慢性盆腔炎有哪些症状

● 慢性盆腔痛。下腹部坠胀、疼痛及腰骶部酸痛。常常因为长时间站立、劳累而加剧，性交后及月经前后也有可能加剧，重者影响工作。

● 不孕及异位妊娠。输卵管粘连阻塞可致不孕和异位妊娠。患急性盆腔炎后不孕发生率为 20% ~ 30%。随着病情的发展，不孕率呈现上升趋势。

● 月经异常。子宫内膜炎常有白带增多、月经紊乱、经血量多、痛经，感受不到性快感的表现。盆腔瘀血可致经量增多；卵巢功能损害时可致月经失调。

● 全身症状多不明显，有时仅有低热，易感疲倦。由于病程时间较长，部分患者可出现神经衰弱症状，如精神不振、失眠等。

## 去医院要做哪些检查

B 超检查、子宫输卵管碘油造影、组织病理学检查、血常规检查、阴道分泌物检查、肿瘤标记物检查。另外，阴道镜、腹腔镜也有利于诊断慢性盆腔炎，也是需要做的检查。

# 慢性盆腔炎如何治疗

**一般治疗**

首先应增强治疗的信心，增加营养，锻炼身体，注意劳逸结合，提高机体抵抗力。其次应避免再次感染或者感染范围扩散。

**物理疗法**

温热能促进盆腔局部血液循环，改善组织营养状态，提高新陈代谢，以利于炎症吸收和消退。同时配合相关的药物治疗，可促进机体对药物的吸收和利用。常用的有短波、超短波、微波、激光、离子透入（可加入各种药物如青霉素、链霉素）等。

**抗菌药物治疗**

长期或反复多种抗菌药物的联合治疗有时并无显著疗效，但是对于年轻需保留生育功能者，或急性发作时可以应用，最好同时采用抗衣原体或支原体的药物。

**其他药物治疗**

应用抗菌药物的同时，也可采用糜蛋白酶或玻璃酸酶（透明质酸酶），肌内注射，隔天1次，7～10次为1个疗程，以利于粘连分解和炎症的吸收。个别患者局部或全身出现变态反应时应停药。在某些情况下，抗生素与地塞米松同时应用，口服地塞米松，每天3次，停药前注意做到地塞米松逐渐减量。

**手术治疗**

适用于一些慢性盆腔炎患者，由于长期的炎症刺激，导致器官周围粘连，抗炎药物已经不容易进入，致使病情反复发作。

# 日常生活中的护理

● 锻炼身体，提高免疫力和抵抗力。

● 月经期、人流术后及上环、取环等妇科手术后阴道有流血，一定要禁止性生活、游泳、盆浴和桑拿浴。做好避孕工作，尽量减少人工流产等手术的机会。

● 保持阴部清洁、干燥。每晚用清水清洗外阴，最好大便完后也清洗一次，做到专人专盆，不要用过热的水和肥皂清洗外阴。性生活前夫妻双方都应该清洗下身，防止发生生殖系统感染。

● 盆腔炎时白带量多，质黏稠，所以要勤换内裤，不穿紧身、化纤质地的内裤。

● 要找出导致盆腔炎的病根，应该检查解脲支原体、沙眼衣原体等，如果有问题应及时治疗。最好同时做药物敏感试验，然后选择药物，这样治疗更加对症，更有效果。

● 可在家进行下腹部热敷等温热治疗，并长期坚持。

## 走出误区

# 慢性盆腔炎为何容易反复发作

● 慢性盆腔炎本来治疗周期就长，而且容易复发，患者不易坚持治疗，因而容易反复。

● 治疗期间没有给予充分的营养和充分的休息。

● 长期使用抗生素，易导致耐药，使治疗无效。

● 患者体质较差，免疫力低下。

# 盆腔脓肿

盆腔脓肿是严重的盆腔炎性疾病，主要来自厌氧菌的感染，脓液有粪臭并有气泡。主要用抗生素药物治疗，必要时可以行手术治疗。

## 盆腔脓肿是怎么得的

引起盆腔脓肿的病原体可以为需氧菌、厌氧菌、衣原体或支原体等，但以厌氧菌更多见。众多不同的病原体均可以引起盆腔的炎症。常见病因为下生殖道感染、子宫腔内手术操作后感染、性卫生不良以及邻近器官炎症蔓延。

## 盆腔脓肿有哪些症状

| | |
|---|---|
| 急性附件炎表现 ▶ | 脓肿形成后多有高热，体温可达39℃左右。心率加快和下腹部疼痛，同时伴阴道分泌物增多，子宫异常出血。 |
| 脓肿表现 ▶ | 直肠压迫感、排便感及排尿痛等直肠和膀胱刺激症状，并有全身中毒症状，下腹部有明显触痛。 |
| 脓肿破溃表现 ▶ | 阴道出现大量脓液，并且还会伴有高热以及腹痛等症状。 |
| 脓肿破入腹腔表现 ▶ | 下腹痛持续加剧转为全腹疼痛，伴恶心、呕吐、寒战，随之血压急剧下降，冷汗淋漓等。必须紧急处理。 |

# 去医院需要做哪些检查

盆腔 B 超或 CT，血常规，后穹窿穿刺，肛门指检。

# 盆腔脓肿如何治疗

### 1. 药物治疗

由于广谱抗生素的不断出现，应用抗生素已成为对某些盆腔脓肿的有效防治措施。选用的药物最好是广谱药，并对厌氧菌有效，目前常用于治疗盆腔脓肿的药物是氯林肯霉素、甲硝唑以及第三代的头孢菌素，如噻吩甲氧头孢菌素等。

注意：药物一般仅限于治疗较早期的输卵管卵巢脓肿。所谓治疗有效是指症状消失或缓解，体温降至正常、包块缩小且触痛已不明显，但在药物治疗的过程中必须随时警惕脓肿破裂的可能。如脓肿突然发生自然性破裂，脓液大量溢入腹腔中，可能危及生命，此时必须立即进行手术治疗。

### 2. 手术治疗

长期以来对盆腔脓肿的治疗主要依靠切开引流或将脓肿切除。

# 日常护理和调养需要注意什么

- 保证休息。
- 根据药敏试验选择合理抗生素。
- 注意产褥期卫生，避免感染。
- 治疗期间严禁房事。
- 尽量避免不必要的妇科检查以免引起炎症扩散。
- 久治不愈者，必要时可接受手术治疗。

# 盆腔结缔组织炎

## 什么是盆腔结缔组织炎

盆腔结缔组织炎多由于分娩或剖宫产时宫颈或阴道上端撕裂，宫颈扩张术时宫颈撕伤，经阴道的子宫全切除术时阴道断端周围的血肿形成，以及人工流产术中误伤子宫及宫颈侧壁等情况时细菌进入发生感染。（盆腔结缔组织是腹膜外的组织，位于盆腔腹膜的后方，子宫两侧及膀胱前间隙处。）

## 盆腔结缔组织炎是怎么得的

引起盆腔结缔组织炎的病原体多为链球菌、葡萄球菌、大肠埃希杆菌、厌氧菌、淋菌、衣原体、支原体等。

## 盆腔结缔组织炎有哪些症状

盆腔结缔组织炎系盆腔炎性疾病，根据发病的缓急不同，有急性和慢性之分。

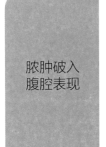

脓肿破入
腹腔表现

炎症初期，患者可有高热，下腹痛，体温可达39～40℃。下腹痛多与急性输卵管卵巢炎相似。如在发病前曾有全子宫切除术，剖宫产术时曾有单侧壁或双侧壁损伤，就更容易判断，如已形成脓肿，除发热，下腹痛外，还会有便意频数，排便痛，恶心，呕吐，排尿痛，尿意频数等症状。

**慢性盆腔结缔组织炎**

轻度慢性盆腔结缔组织炎，一般多无症状；偶于身体劳累时有腰痛，下腹坠痛，重度者可有较严重的下腹坠痛，腰酸痛及性交痛。

# 去医院要做哪些检查

血常规检查，尿常规检查，腹腔镜探查。

腹腔镜探查时，首先要确定病变最严重的部位，以判断病情，取盆腔内渗出物或脓液送细菌培养加药敏试验，有助于术后选用抗生素。

# 盆腔结缔组织炎如何治疗

患急性盆腔结缔组织炎时应以选用高效抗生素治疗为主，用药要及时、足量。可以配合清热解毒，活血祛湿的中药口服，以缓解症状，促进痊愈。同时患者要卧床休息，取半卧位，并注意饮食营养。

### 1. 急性盆腔结缔组织炎的治疗

● 抗生素治疗。

● 手术治疗。急性盆腔结缔组织炎，轻症者一般不做手术治疗，以免炎症扩散或出血。

### 2. 慢性盆腔结缔组织炎的治疗

● 包括物理治疗如超短波、激光、微波、中波直流电离子透入紫外线等。物理疗法的治疗原理，主要是改善盆腔的局部血液循环，促使炎症逐渐吸收，是逐步收到成效的，故需长期坚持才能见到明显的治疗效果。

# 应用较为普遍的灌肠方

○方药：芡实 15g，元胡 10g，茯苓 15g，旱莲草 10g，当归 20g，香附 15g，丹参 15g，枳壳 10g，白术 15g，桃仁 10g，川芎 15g，白芍 10g，败酱草 10g。

○用法：以上各味放入砂锅，加水 800mL，以大火煮开，再用小火煎熬成浓汁约 120mL，用纱布滤除药渣，再沉淀取汁，做保留灌肠用。使用前加热至 28~30℃，每晚临睡时，排空灌肠，保留 4~8 小时，10 天为 1 疗程。

# 疗效不错的外敷方

○方药：大青盐 500g。

○用法：用铁锅将大青盐炒热至发烫（大约 40 ~ 50℃），装入纱布包，放置于下腹部，每次热敷 30 分钟，温度降低以后再加热，可反复用。每天 1 ~ 2 次。本方具有温经散寒、消滞止痛的功效。

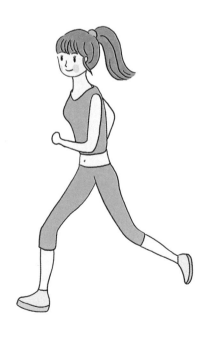

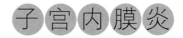

## 什么是子宫内膜炎

子宫内膜炎是盆腔生殖器官炎症之一，为女性常见病。炎症可局限于一个部位，也可几个部位同时发病。发生子宫内膜炎之后，整个宫腔常常发生水肿、渗出，急性期还会导致出现全身症状，出现发热、寒战、白细胞增高、下腹痛、白带增多、有时为血性或有恶臭，有时子宫略大，子宫有触痛。

如果急性期炎症治疗不彻底，或经常存在感染源，炎症就会反复发作，严重者可影响子宫肌层，成为子宫肌炎。子宫内膜炎可分为急性子宫内膜炎和慢性子宫内膜炎。

## 子宫内膜炎会由哪些因素引起呢

● 分娩时感染或感染性流产是急性子宫内膜炎的常见原因。

● 宫腔内手术操作尤其是非正规人工流产，可导致细菌入侵发生感染。宫内避孕器的长期刺激可引起慢性子宫内膜炎。

● 经期性交及与患有性病的异性性交，也易发生此病。

● 子宫内膜息肉、黏膜下肌瘤或子宫内膜癌坏死可引起子宫内膜感染。

● 宫颈炎、阴道炎的上行感染；输卵管卵巢炎症的下行蔓延，均可导致子宫内膜炎的发生。

● 更年期或绝经期后，体内雌激素水平下降，阴道内酸度下降及宫颈黏液栓减少，人体的生理屏障功能减弱，细菌易于侵入。

## 急性子宫内膜炎有哪些症状

起病较急，有恶寒甚至寒战、发热（38 ~ 40℃）、脉搏加快、全身无力、出汗、下腹疼痛甚剧、下坠、腰酸。大量血性、脓性或水样白带，并有臭味。产后感染则出血呈泥土色。

## 去医院就诊前需要做什么准备

没有特殊要求，注意休息就行。

## 去医院需要做什么检查

B 超检查

实验室检查

白带化验检查

B 超检查主要是看看子宫内的健康状态。

血液检查以及女性宫腔分泌物细菌培养和药物敏感试验。

做此检查能够筛查是否同时患有阴道炎，以便于将子宫内膜炎合并的炎症一并治疗，防止后期疾病复发。

# 急性子宫内膜炎怎样治疗

● 抗生素治疗，头炮类与抗厌氧菌药物结合。

● 发生于分娩或流产后的子宫内膜炎，如疑有胎盘组织残留，应在使用抗生素的同时，立即予以清除。

这些方法都需要靠医生的操作，因此，患病以后要及时就医。

# 中医的良方妙法

### 1. 湿热内阻型

治以清热利湿兼活血化瘀。方用四妙丸合桃仁红花煎加减。

处方：黄柏、苍术、牛膝、桃仁、红花、赤芍、川芎、生甘草各 10 克，当归、败酱草、红藤各 12 克。若月经淋漓不断，色红，可加益母草 10 克，茜草 15 克，侧柏叶 12 克、生薏仁 20 克，以活血化瘀，凉血止血；带下量多色黄者，加车前子（包煎）20 克，泽泻 15 克以清利湿热。

### 2. 瘀血阻滞型

治以活血化瘀，行气止痛。方用血府逐瘀汤加减。

处方：当归、川芎、桃仁、柴胡、枳壳各 10 克，红花 6 克，赤芍、川牛膝、生地各 12 克。若小腹疼痛明显，加蒲黄 10 克，五灵脂 10 克，香附 10 克以活血行气止痛。

### 3. 阴虚内热型

治以滋阴清热。方用知柏地黄丸加减。

处方：知母、黄柏、生地、山药、山萸肉、丹皮、旱莲草、泽泻各 10 克，茯芩、女贞子各 12 克。若白带色黄臭秽，则加败酱草 12 克，生苡仁 15 克，车前子 15 克以清热利湿止带；若心烦急躁，则加炒山栀 12 克，郁金 10 克，柴胡 10 克以疏肝理气并清热。

### 4. 中药灌肠

方用：红藤、败酱草、蒲公英各 30g，三棱、莪术各 10g，延胡索 15g，将上方浓煎成 100 毫升，保留灌肠。每天 1 ～ 2 次，10 次为 1 个疗程。

# 子宫内膜炎如何护理

● 注意休息，最好以半卧位，有利于宫腔分泌物的引流；同时还可以做下腹部热敷，这样可以促进炎症的吸收并止痛。

● 积极避孕不要纵欲乱性。

● 要勤换内裤，应该选择宽松的棉质内裤。

● 每天都应清洗外阴，清洗时应选用弱酸配方的女性护理液。

● 注意卫生。患者的内裤，用过的浴盆、毛巾等利用热水煮沸消毒；夫妻双方有患脚气病者，应积极医治。

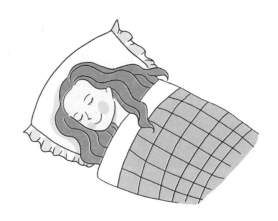

# 急性输卵管卵巢炎

## 什么是急性输卵管卵巢炎

输卵管炎为盆腔生殖器官炎症中最多见的一种。因卵巢邻近输卵管，故输卵管炎症继续扩展可引起卵巢炎。急性卵巢炎与急性输卵管炎合并发生者，称为急性输卵管卵巢炎。淋菌感染、分娩、流产后的感染也是引起此类炎症的常见原因。多发生于生育期年龄，以 25 ~ 35 岁发病率最高。应积极地治疗，尽快控制病情，防止转为慢性炎症。

## 急性输卵管卵巢炎是怎么得的

● 女性不注意经期卫生及个人卫生，月经期性交或平时的不洁性交以及过早、过频性交等，使病菌进入体内并上行到输卵管、卵巢造成的。

● 分娩或流产后，机体抵抗力下降，病菌经阴道、子宫上行感染并扩散到输卵管、卵巢。

● 身体其他部位有感染病灶，如急性阑尾炎等，未经及时治疗，其病原体可经血行传播而引起急性输卵管卵巢炎。

● 放置宫内节育器时消毒不严格。

● 进行妇科手术时，因不慎误伤肠道；或对感染性流产进行吸刮术时，不慎将子宫穿破，导致的严重腹膜炎，炎症波及输卵管、卵巢。

● 盆腔或输卵管邻近器官发生炎症时，因直接蔓延感染引起。炎症一般发生在邻近的一侧输卵管及卵巢。

# 急性输卵管卵巢炎有哪些症状

一般在感染后 2 周内发病，先有全身乏力、食欲不振等全身症状，高热 39 ~ 40℃。可能有恶寒或寒战，两侧下腹部剧痛，大便时加重。有时合并有腹胀、便秘等。常有月经过多，月经期延长或月经失调及脓性白带。

# 急性输卵管卵巢炎如何治疗

控制感染

手术治疗

要及时就医，适当选用抗生素治疗。

对输卵管卵巢脓肿，盆腔脓肿破裂的患者，到医院会立即通过手术清除病灶，以防炎症迅速扩散成败血症而危及生命。对盆腔脓肿没有破裂的，在后穹窿能触及饱满感、波动感的，医生会建议切开排脓并做引流。

# 如何预防

● 性生活前，夫妻双方均需清洗外生殖器，防止病菌入侵。经期应停止性生活。

● 加强月经期、人工流产后、分娩后的营养；增强自身体质，提高抵抗力，减少患病的机会。

● 需进行人工流产术、分娩术、取放宫内节育器术，及其他宫腔术时，应进行严格消毒，避免经手术将病菌带入阴道及子宫，人为造成感染。

## 如何护理

急性输卵管病症的女性患者，要取半卧位休息，防止炎性液体因体位变化而流动。饮食上应进食高营养、易消化，富含维生素的食品。

女性一旦患有附件疾病，应遵守治疗原则，采取积极态度，彻底治疗，尽快控制病情，防止转为慢性。

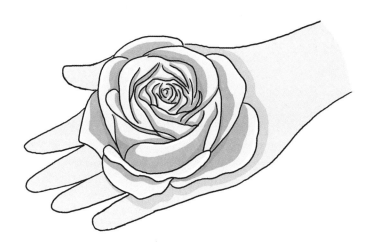

# 慢性输卵管卵巢炎

## 慢性输卵管卵巢炎是怎么得的

慢性输卵管卵巢炎常常是由于急性输卵管卵巢炎治疗延误或不彻底，迁延日久而转成慢性；少部分是因为细菌毒力弱，患者机体抵抗力较强，没有明显症状，因而未引起注意，被误诊或拖延失治而成。

## 慢性输卵管卵巢炎有哪些症状

| | |
|---|---|
| 腹痛 | 下腹有不同程度的疼痛，腰背部及腰骶部酸痛、发胀、下坠感，常因劳累而加剧。由于盆腔粘连，可能有膀胱、直肠充盈痛或排空时痛，或尿频、里急后重（里急后重：有强烈的便意，但又解不出来；即使解出来了，但只有一点点。肛门有重坠的感觉，排完后总有拉不干净的感觉，拉完了还想拉）等。 |
| 月经不调 | 月经过频、月经量过多是最常见的表现。 |
| 不孕症 | 输卵管本身受到疾病的损害，形成阻塞导致不孕。 |
| 痛经 | 很多人月经前1周开始有腹痛的表现，越临近经期越重，直到月经来潮。 |
| 其他 | 白带增多、性交疼痛、胃肠道障碍、乏力、精神抑郁等。 |

# 去医院要做哪些检查

子宫输卵管造影、腹腔镜、妇科检查。

注意：女性检查输卵管的最佳时间应该是在月经干净后的 3 ～ 7 天内。

# 慢性输卵管卵巢炎怎么治疗

慢性输卵管卵巢炎虽不像急性那样症状明显甚至会危及生命，但病情很顽固，难以根治，给生活、工作带来诸多不便，所以应积极治疗。

### 1. 西医治疗方法

| 抗生素治疗 | 抗生素治疗应为首选的治疗方法。抗生素可将残留的致病菌杀死，并可预防其急性发作。常用的药物仍为青霉素、庆大霉素、甲硝唑等。 |
|---|---|
| 宫腔注射 | 对因慢性输卵管炎造成的输卵管阻塞，可选用庆大霉素 16 万单位、α-糜蛋白酶 5mg、地塞米松 5mg，以 20mL 生理盐水稀释，严格消毒外阴、阴道、宫颈后行宫腔注入，从月经干净后 3 天开始，隔 2 天注射 1 次，至排卵期前结束。可连续治疗 3 个周期。 |
| 组织疗法 | 如胎盘组织液、胎盘球蛋白，肌内注射，每天或隔天一次，15 次为一个疗程。 |
| 理疗 | 温热的良性刺激可以促进盆腔的血液循环，改善局部组织的营养状态，以利于炎症的吸收和消退。常用的物理治疗有短波、超短波、红外线、音频、离子透入等。但体温超过 37.5℃或患生殖器结核时则不要采用理疗。 |

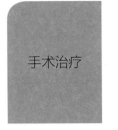

手术治疗

> 因炎症引起的较大的输卵管积水或输卵管卵巢囊肿，可行手术治疗。对于输卵管阻塞造成不孕者，可行输卵管整复手术。对反复急性发作的慢性输卵管卵巢炎、盆腔腹膜炎，经药物治疗效果不理想，且患者年龄较大时，可以考虑手术治疗。

## 2. 中医治疗

● 湿热下注型

○治法：清热利湿。

○方药：方用止带方加减。

○黄柏、牛膝、丹皮、苍术各10g，猪苓、车前子（包）、赤芍各12g，泽泻、茵陈各6g。

○加减：若腹痛明显，加用元胡、川楝子各10g，以行气止痛；若纳差便溏可改苍术为炒白术10g，加云苓18克，生苡仁20g以健脾祛湿。

● 瘀热互结型

○治法：活血化瘀，清热解毒。

○方药：方用当归元胡汤。

○当归、元胡、酒大黄、桃仁、赤芍各15g，香附12g，败酱草20g，水煎服。

○加减：若小腹刺痛明显，加用乳香、没药各10g，以化瘀止血；小腹胀痛明显者，加用川楝子、枳壳各10g以行气止痛；若经量少，色暗有块，加用益母草20g以活血化瘀；若白带量多、色黄，加用茵陈15g，泽泻12g以清利湿热。

● 寒湿凝滞型

○治法：温阳散寒，活血祛湿。

○方药：方用少腹逐瘀汤。

○干姜 6g，小茴香、川芎、桂枝各 9g，当归、赤芍各 12 克，没药、泽兰、艾叶、红藤、苍白术各 10g，云苓 15g，水煎服。

○加减：若带下量多，色白质稀，加用肉豆蔻、白果各 10g 以温肾止带。若腰酸痛明显，加杜仲 10g、川断 20g 以益肾强腰。

以上方药口服后，剩余药渣可放入布袋敷于下腹部，每次热敷 20 ~ 30 分钟。

### 3. 外治法

● 中药肛门点滴对治疗本病有很好的疗效。

● 将丹参、赤芍、红藤、败酱草、蒲公英各 20g，夏枯草 15g。加水浓煎成 100mL 的药液，对肛门进行点滴治疗，每天 1 ~ 2 次，15 次为 1 疗程。

# 日常护理要注意什么

● 加强身体锻炼，提高机体的免疫力，同时保持身心的愉悦。

● 注意个人卫生及经期卫生。

● 及时彻底治疗急性盆腔炎。

# 饮食宜忌

忌

● 适当限制脂肪，禁食刺激、油腻、辛辣的食物，禁烟、酒。

● 对于海产品，如虾、蟹、贝等海产品一定要忌口。

● 患病期间最好不要吃甜腻的食物，例如奶油、黄油、高脂牛奶、雪糕等，因为这些食物会增加白带分泌，从而加重病情。

**宜**

● 每日补充鲜奶。

● 多食新鲜蔬果，可以满足每日身体所需的维生素 A、维生素 C、钙质和铁等。

● 肉类、鱼类富含大量的蛋白质；海带、紫菜、海米等海产品可以保证碘的摄入量，可以适当选择。

● 豆类食物含有大量容易消化的蛋白质、维生素 B、维生素 C、铁和钙质。黄豆芽和绿豆芽还含有丰富的维生素 E。

● 多喝水，每天早晚喝一杯蜂蜜水。

● 女性月经期间，喝点玫瑰茶或者红糖水，能活血散瘀。

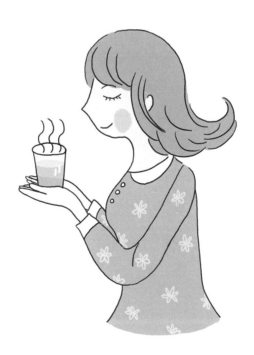

# 6 第六章 病毒感染

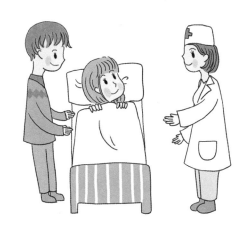

## 什么是 HPV 感染，有何危害

HPV 是人类乳头状瘤病毒，是目前已明确的与宫颈病变有关的病原体，HPV 持续感染是宫颈癌的危险因素之一。HPV 感染有高危型、中危型和低危型。所谓的高危型就是说这种人比较容易导致宫颈癌。如果感染的是低危型的 HPV，将来可能导致宫颈癌前病变，或者尖锐湿疣，但导致癌的可能性相对小一些。如果感染了高危型 HPV，并且为持续感染，那么患宫颈癌的风险就大大增加了。

HPV 广泛存在于自然界中，人类对 HPV 的易感染性因个体差异等有所不同，如有些人容易感染 HPV，有些人则不容易感染 HPV。迄今，对 HPV 的易感因素还不十分清楚。大量国外研究资料以及国内部分研究资料显示 HPV 的易感因素（或称之为危险因素）除了年龄等因素外还有以下几个方面。

● 性乱和性伴侣数量

目前研究已明确性乱是造成 HPV 感染的主要易感因素。而且多数研究表明 HPV 感染与性伴数关系最为密切，性伴数增多会增加 HPV 的易感性，即性伴数越多 HPV 易感性越大。

● 过早性生活

国外有资料表明性生活年龄越小，尤其是女性，HPV 易感性及 HPV 感染率增加。

● 避孕药具

国外许多研究显示避孕药具的使用影响 HPV 的易感性，最有争议的是口服避孕药。

● 吸烟与饮酒。

● 妊娠

目前大多数研究资料肯定 HPV 易感性与妊娠有关。

● 性激素

一些研究显示 HPV 感染率随妇女月经周期呈轻度波动，各年龄组也呈类似改变，故认为 HPV 的易感性与女性激素水平有关。

● 机体免疫状况

在 HPV 易感因素中，宿主的免疫功能状况起着十分重要的作用。

● 遗传

患者的个体可能存在对 HPV 的遗传易感性基因。

● 其他易感因素

受教育程度较低、营养不良、个人卫生差、肛门及外生殖器部位分泌物增多、局部潮湿、皮肤黏膜薄嫩、易受外伤，或皮肤黏膜的破损，外生殖器官疾病等可增加 HPV 的易感性。

# HPV 感染后会有什么症状

①部分人的 HPV 感染经一定潜伏期后进一步发展成有临床表现的病变如尖锐湿疣、肿瘤等；②还有部分人感染 HPV 后 HPV 长期停留在皮肤黏膜组织中，不引起明显的临床表现，也不引起任何不适；③另一部分人的 HPV 感染具有自限性，经过一定时期后 HPV 感染可逐渐消失，称为自行消退或自发性消退。

# HPV 感染是否意味会得宫颈癌

经研究证明宫颈癌的发生与 HPV 感染密切相关。感染人类的 HPV 有一百多种亚型，其中与宫颈癌发生有关的有 20 多种，分为高危型、中危型、低危型。

其中低危型主要引起尖锐湿疣等；高危型（HR-HPV）才是导致宫颈癌及CIN II /CIN III 的元凶，尤其高危型组的 HPV16、HPV18 感染最常见。

根据医学专家的长期观察，99.8％的宫颈癌患者中可以检测到 HR-HPV，而高危型 HPV 阴性者几乎不会发生宫颈癌。但并不能说感染了 HR-HPV 就一定会患宫颈癌，因为 98％以上的普通宫颈疾病患者也存在 HR-HPV（＋）。只有持续感染的人群才可能进展为子宫颈癌，因而 HPV 感染不是宫颈癌的充足病因，已发现一些共刺激因子与子宫颈癌的发生也有关。

HPV 是子宫颈癌发生的主要和必需因子，而子宫颈癌发生的共刺激因子为：①吸烟；②生殖道 HSV、淋球菌、衣原体和真菌感染等可增加 HPV 感染的敏感性；③激素替代和口服避孕药等；④内源或外源性因素引起免疫功能低下。

HPV 感染分为：潜伏感染期、亚临床感染期、临床症状期和 HPV 相关的肿瘤期。在漫长的潜伏期当中，任意做一次妇科体检防癌筛查，都能检查出来宫颈的癌前病变。也就是说，通过 HPV 筛查，我们可以准确得知自己的患病可能，把心放宽，或者及早发现、及早治疗。从 HPV 发生病变到发展成宫颈癌，中间有 10 年左右的时间，在此期间做到早发现、早治疗，可以有效避免宫颈癌的发生。

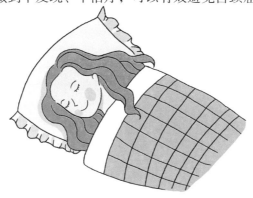

# HPV 感染是否需要治疗，如何治疗

如果仅仅是 HPV 阳性，没有任何病变，就可以不管它，因为自身可以清除，可以复查。如果它已经造成了局部增生性病变或宫颈病变，就必须及时治疗了。

治疗 HPV 感染的观点是从两个角度去治：一个是抗病毒，一个是增加抵抗力。

"治病不治毒"是对 HPV 感染目前的处理原则，即仅治疗 HPV 感染引起的病变，而不是治疗 HPV 感染本身，对未引起病变的 HPV 感染不需要治疗，正如大多数病毒引起的感冒不需要治疗一样。

对 HPV 引起的生殖道病变，主要的治疗方法包括物理消融 ( 如激光、冷冻 )、细胞毒药物 ( 如鬼臼树脂 )、光动力学治疗等。然而，这些方法都不能彻底消除病毒，未来的发展方向是疫苗和抗病毒药物的开发。既然 HPV 是一种很常见的病毒，人类也容易感染这种病毒，那么，人感染 HPV 病毒后，其结局会怎样呢？

临床与实验研究显示人体感染 HPV 后有 3 种演变可能：

部分人的 HPV 感染经一定潜伏期后进一步发展成有临床表现的病变如尖锐湿疣、肿瘤等疾病。

部分人感染 HPV 后，HPV 长期停留在皮肤黏膜组织中，不引起明显的临床表现，也不引起任何不适。

部分人的 HPV 感染具有自限性，经过一定时期后 HPV 感染可逐渐消失，称为自行消退或自发性消退。

# 如何预防新生儿尖锐湿疣

孕妇得了尖锐湿疣，不仅给患者自己带来痛苦和不适，而且会给以后经产道出生的新生儿带来不良后果，导致新生儿的尖锐湿疣。那么，应如何预防新生儿尖锐湿疣呢？

● 在怀孕前夫妻任何一方患有尖锐湿疣时，一定要及时、彻底地治疗，治愈后连续观察 6 ~ 8 个月，肯定无复发时才能怀孕。

● 怀孕后才出现的尖锐湿疣应积极治疗。由于怀孕后母亲的生殖器官充血变软和某些治疗尖锐湿疣的药物会对胎儿有影响，导致胎儿畸形，甚至死胎、流产；所以，对孕妇的尖锐湿疣进行治疗时要考虑治疗药物和方法的宜忌。一般多采用物理疗法和药物治疗相结合的方法来治疗。

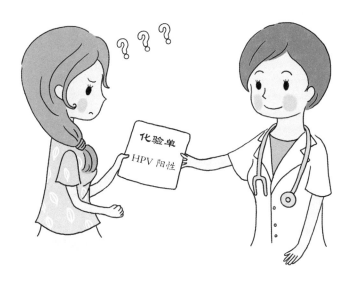

# 7 第七章
# 特别叮咛

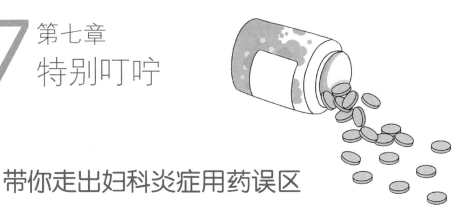

# 带你走出妇科炎症用药误区

妇科炎症中发病率较高的是慢性宫颈炎、阴道炎和慢性盆腔炎，累及我国八成以上的妇女，很多患者患病后不知道如何选药治疗，有很多用药误区。

● 治疗不按疗程。大多数患者以为症状好了、白带正常了就是病好了，于是赶快停药。其实，对于有些慢性盆腔炎患者，症状减轻并不是停止药物治疗的指征，擅自停药反而会造成盆腔炎迁延不愈。其他的一些妇科炎症的治疗也有同样的问题，就是应该遵守较为严格的"疗程"概念。

举例：以常见的霉菌性阴道炎为例，因为有比较典型的症状：一是发作前大多有诱因，如工作劳累、出差、伴有糖尿病等；二是会出现特征性的豆腐渣样白带。因此，这本来是个适合于进行自我诊断从而进行自我药疗的病，但很多女性治疗时往往见好就收，不遵守疗程，没有治疗彻底，霉菌感染就再次复发了。

妇科界已经制定了一个霉菌性阴道炎的治疗规范：

首发的或者偶发的患者，治疗疗程为 1 个星期；

难治性复发性感染，一般在月经过后用药 1～2 星期，持续 3～6 个月；

慢性宫颈炎治疗疗程为 1～2 星期；

滴虫性阴道炎疗程大约也是 1 个星期。

● 各种妇科炎症要分别对待。阴道炎、慢性宫颈炎虽然都属于炎症，性质却大不一样，治疗时更要区别对待。

阴道炎以细菌、真菌等病原体引起的炎症居多，大多采用抗生素治疗；慢性宫颈炎则是内分泌改变、外界刺激、病毒感染等多种因素引起的，很少使用抗生素治疗，需要综合性的治疗手段，患了宫颈炎，还要排除癌变和癌前病变的可能，18 岁以上的女性，应该每年做一次宫颈筛查；连续 3 年正常，则改为 1~2 年进行一次检查。

● 中药也要有针对性。很多人患病以后对中成药非常青睐，比如妇科千金片、花红片、金鸡胶囊，还有乌鸡白凤丸等。其实，无论是慢性宫颈炎，还是阴道炎，首选的治疗都不是中成药。虽然妇科中成药大多具有清热解毒的作用，能起到较好的调理内分泌效果，但起效较慢、针对性不强，因此一般只用作慢性妇科炎症的辅助治疗，不作为首选治疗，否则引起炎症的病原体会趁机扩散、发展，从而耽误了病情。

● 不要盲目选用洗液。许多女性购买洗液时很盲目、也很随意，实际上购买洗液很有学问。首先，要认准洗液是"健字号"还是"药字号"，如是妇科炎症急性发作，建议选择"药字号"。另外，要认准洗液的酸碱性，霉菌性阴道炎应该选用碱性洗液；滴虫性阴道炎表现为阴道局部发痒、出现稀薄的、泡沫状白带，则应该选用酸性洗液。还要注意洗液的使用时间别超过标准的疗程。

其实清水才是最好的洗液，因为它不会破坏阴道的酸碱平衡。

# 如何锻炼身体预防妇科炎症

晚上做运动的效果要比早上做运动的效果好，所以如果想提高身体的免疫力，预防妇科病，可以在晚上多做运动。

另外饮食上可以多吃一些清淡的蔬菜，少吃油腻的食物。每天喝点用红枣和玫瑰花泡的茶，能起到益气养血、提高免疫力的作用。

# 妇科炎症会影响女性的生育吗

女性得妇科炎症很常见，如果发现自己患病，不要太惊慌，一定要到正规的医院去治疗。一般如果用药正确的话，很短时间就能治好。但必须治好才可以怀孕，否则炎症会对胎儿有影响。

# 怎样注意性卫生

性卫生主要包括身体和精神两个方面。性卫生做好了，才能保证家庭幸福、身体健康。因此，应给予十分重视。

| | |
|---|---|
| 保持性器官卫生 | 不论男女都应做到这点。每次性生活前，应当刷牙、漱口、洗脸、洗脚、洗外生殖器，有条件的最好洗澡，这样可以减少因为生殖器官不洁带来的感染。性生活后也要清洗外生殖器官。 |
| 月经期禁性生活 | 经期子宫内膜剥脱，子宫腔内有新鲜创面，性交可能带入细菌，引起生殖器官炎症；而且经期盆腔充血，亦可使月经增多。此外，经期同房，发生子宫内膜异位症的概率也会有所增加。 |
| 性交次数要适当 | 同一对夫妇在不同年龄段的性生活频率有一定差异。一般来说，新婚和青壮年次数多些，中年后次数有所下降，所以不必做什么硬性规定。但总的来说，应避免性生活造成疲劳，也不能影响工作和学习。特别是身体不好或有慢性病者更应适当控制。双方应互相爱护和体谅。 |

# 什么情况下应避免性生活

为避免造成疾病或增加不必要的身心痛苦，下列情况下应当减少或避免性生活。

● 月经期要避免性生活。

● 大量饮酒后应避免性生活。因为大量饮酒后同房易引起阳痿或早泄。更重要的是由于酒精对人体有害，可引起各脏器的损伤，所以酒后同房对身体是不利的。另外酒精对女性卵子或男性精子都有不良影响。

● 妊娠期内的前3个月不要进行性生活，否则容易引起流产；妊娠末期也不要有性生活，也容易引起早产和感染。产褥期进行性生活会影响女性生殖器官的复原，还会增加感染机会，也应避免性生活。

● 患严重心、肺、肝、肾等疾病时，应尽量减少或避免性生活，以免增加脏器负担。

● 过分疲劳、情绪忧郁、悲伤等情况时也应尽量避免性生活。

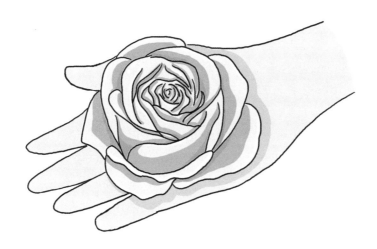

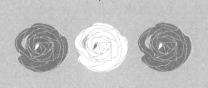